미용인을 위한 경락 마사지

허홍임 · 예춘정

보무각

• 저 자
허홍임(대경대학, 한국전통 Swedish 미용 협회장)
예춘정(계명문화대학)

미용인을 위한 경락마사지

4쇄발행 2012년 2월 10일
초판발행 2006년 3월 10일

저 자 / 허홍임 · 예춘정
발행인 / 이호동
발행처 / 보무각
주 소 / 서울시 광진구 구의동 26-20
전 화 / (02)468-0457
팩 스 / (02)468-0458
신 고 / 302-2003-00085

정가 18,000원

미용인을 위한 경락 마사지

허홍임 · 예춘정

보무각

머/리/말

동양의학의 바탕이 된 황제내경에서는 "신이 존재하는 하늘에서는 바람이 생기고 땅에서는 나무가 생긴다. 하늘에서는 열이 발생하고 땅에서는 불이 생긴다. 하늘에서는 습기가 생기고 땅에서는 흙이 생긴다. 하늘에는 건조한 현상이 있고 땅에서는 쇠가 있다. 하늘에는 냉기가 있고 땅에는 물이 있다. 하늘에는 눈에 보이지 않는 여섯 가지 현상들을 육기(六氣)라고 한다. 눈에 보이는 다섯 가지 현상들을 오운(五運)이라 한다. 눈에 안보이는 육기와 물질적인 형체인 오운이 결합하여 이치적인 우주 변화를 이루고 있다."라고 한다.

사람들이 우주의 끝없는 변화를 통해서 모든 사물의 법칙을 이해할 줄 알면 지혜롭고 합리적이며 이성적인 생활을 영위해 살아갈 수 있다고 본다. 또한 우리는 날마다 많은 대화를 하고 살아간다. 일 때문에 또는 심심해서, 때로는 개인적으로 부딪혀 있는 어려움을 해결하기 위해 누군가와 대화를 한다. 그러나 대부분의 사람들은 자기의 감정에 젖어서 이야기를 하고 또 이야기를 듣기 때문에 서로를 성장시키는 참다운 대화를 하기가 어렵다. 반면 마음을 잘 쓰는 사람들에게선 말씀이 저절로 흘러나와 사람들을 감동시키고 진리의 세계로 이끌어준다.

행복한 사람이 되기 위해 우리가 습관적으로 써야 할 말들이 있다. 행복하다. 자신 있다. 사랑한다. 이해한다. 즐겁다. 건강하다. 신난다. 힘이 난다. 신뢰한다. 이런 말들은 우리의 삶에 활력을 불어넣고 '말씀'에 더욱 가까운 생활로 이끌어 주기도 한다.

피부미용 현장에서 수년간 느끼고 수행해온 경험들을 바탕으로 용기를 내어 작으나마 한 권의 책을 만들어 내게 되었다. 아직 부족한 부분은 앞으로 독자 제현님들의 질책과 충고에 귀기울여 계속 수정 보완해 나갈 것을 약속드린다.

항상 말이 '말씀'으로 전달되도록 노력을 하고자 한다.

그리고, 이 책이 나오기까지 세심하게 배려를 해 준 도서출판 보문각 관계자와 제자 기숙, 보라에게도 깊은 감사를 드린다.

저자 일동

Contents

CONTENTS

미용인을 위한 경락마사지

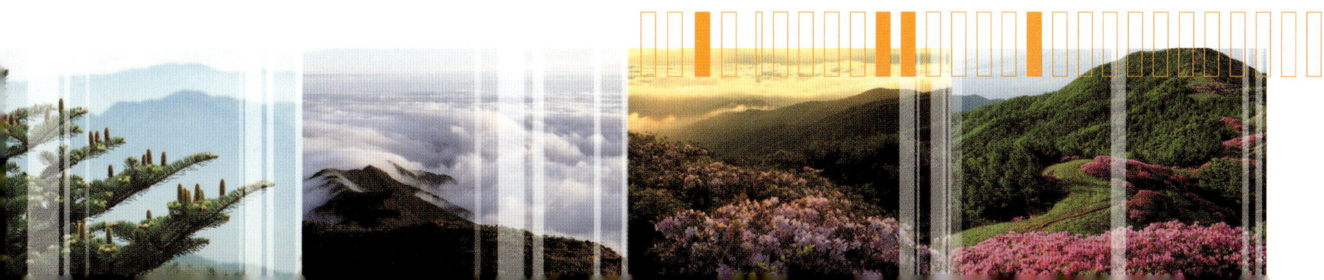

CONTENTS

미용인을 위한 경락마사지

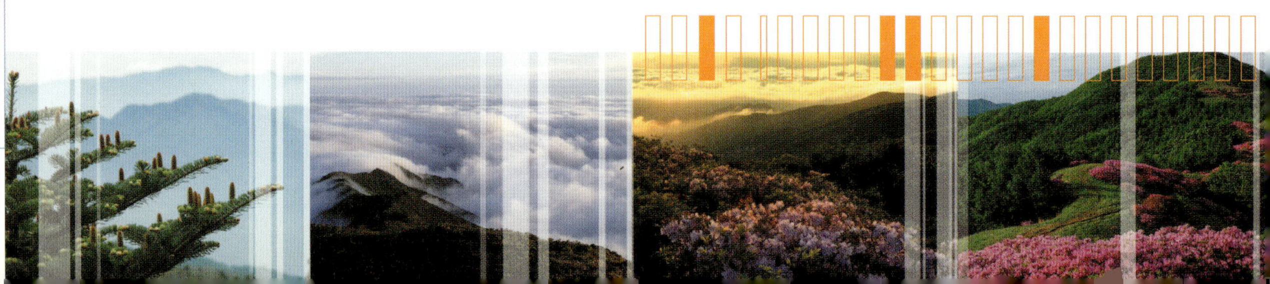

Ⅰ. 한의학의 기본원리

Ⅰ. 한의학의 기본원리

동양의학의 고전적 해석

동양의학 공부란 관찰자의 입장을 수시로 바꾸어야 하고 시각 또한 고정되어서는 안된다. 작게는 한방울의 이슬 속에서도 우주를 볼 수 있어야 하고 크게는 대우주도 손바닥에 올릴 수 있어야 한다.

동양의학은 자연철학사상의 뒷받침에 의해 이루어지고 음양오행설에서 시작되었으며, 자연계 사물, 인체병리 · 생리, 병의 진단 · 치료에 관한 이해는 음양오행설에 의해 설명이 가능하다.

– 음양오행설이 없는 동양의학은 설명할 수가 없다.

자연과 인간의 관계

우리가 살고 있는 우주, 대자연의 질서와 법칙 속에서 지구상에 존재하는 인간은 자연의 영향과 지배를 받지 않을 수 없다.

동양의학에서 대자연을 대우주라 하고 인간을 소우주라 한다.

인간을 소우주라 하는 것은 천지간에 인간이 가장 대우주의 본질을 많이 가지고 있기 때문이라 한다. 또 자연계에서 변화되는 것들이 인체에 영향을 미치고 이러한 변화의 원리를 이용해서 인체의 질병을 치유하거나 예방할 수 있다는 것이다. 즉, 균형과 조화가 유지되면 인체가 건강하게 되며, 균형과 조화가 무너지면 인체에 질병이 야기된다.

자연환경이 인체에 미치는 영향

사시 기후의 변화가 중요한 하나의 예이다.

4계절 춘하추동의 법칙은 아래 표와 같다.

	춘 春	하 夏	장하 長夏	추 秋	동 冬
오행五行	목 木	화 火	토 土	금 金	수 水
오기五氣	풍 風	열 熱	습 濕	조 燥	한 寒

자연 변화와 질병의 관계

사계절의 기후 변화는 생물이 살아가는데 필요한 생生, 장長, 화化, 수收, 장藏의 중요한 조건이다. 기후변화는 인체 기능조절을 가능하게 하고 적응 및 기능상실로 질병이 야기된다.
질병을 일으키는 요인으로는 내적요인(정正)에는 인체 조절기능과 저항능력이 있고, 외적요인(사邪)으로는 자연변화로 질병을 일으키게 하는 요인이 있다.

▶ 내인(內因) ➡ 칠정(七情)

인간의 감정 변화(정서적 요인)
- 희 喜 : 기쁨(심장에 영향)
- 노 怒 : 노여움(간에 영향)
- 우 憂 : 걱정, 근심(위에 영향)
- 사 思 : 생각, 상념 (비와 위에 영향)
- 비 悲 : 슬픔(폐에 영향)
- 공 恐 : 두려움, 공포(신장과 방광에 향향)
- 경 驚 : 놀라움(신장과 방광에 영향)

▶ 외인(外因) ➡ 육음, 육기(六氣)

우리가 사는 생태계의 변화에 영향을 주고받는 날씨의 형태를 결정하는 여섯가지 대기의 영향력을 육기(六氣)라 일컫는다.
육기는 • 풍(風바람) • 한(寒추위) • 서(暑더위) • 습(濕습기) • 조(燥건조) • 화(火불)이다.
외적요인으로서 기후가 인체의 건강에 미치는 영향을 나타내는 것이다. 육기에는 오운에 불(火)이 하나 더 보태져 있다.

목(木)에 해당하는 바람은 간을 상하게 한다. 따라서 간이 나쁜 사람은 바람을 맞으면 눈이 시리기 때문에 바람을 싫어하여 차를 타고 갈 때에 가급적이면 창문을 닫으려고 노력한다. 그러므로 천지에 목기(木氣)가 충만하고 바람이 많이 부는 봄은 간이 악화되는 절기가 되는 것이다.
또, 열기가 많은 곳에서 생활하거나 절기상으로 화기(火氣)가 강한 초여름에는 심장 기운의 소모로 심장이 약화된다. 토기(土氣)에 의해 지배를 받는 위장도 땀이 나는 습한 한여름에는 인체내의 토기를 천지에 충만한 토(土)의 기운과 평형을 이루기 위하여 토기를 발생하여야 함으로 위장의 기운이 많이 떨어진다. 또, 가을이 되면 세상은 건조하여진다. 이 경우에는 폐와 대장의 금기(金氣)가 많이 소모된다. 마찬가지로 건조한 사막지대를 가게 되면 호흡기는 말할 수 없이 건조해지며, 이 경우 피부에 문제가 생기고 코피가 터지곤 한다. 코와 피부는 모두 금(金)의 장부에 속하는 하부기관이며 매운맛의 금기를 보충하는 것이 기본적인 섭생법이다. 끝으로, 신장방광의 수기(水氣)가 약한 사람은 매우 추위를 많이 타며 역시 날씨가 춥게 되면 수기의 소모가 많아진다. 그러므로 추운 지방에 사는 사람들은 어느 정도까지는 염분의 섭취를 늘려야 한다.
소음을 군주의 불이라 하고, 소양을 재상의 불이라고 한다. 유심적으로 사랑할 때 긍정적 열이 군주의 불이고, 화날 때 생기는 부정적 열을 재상의 불이라 한다.

육기	궐음	태음	양명	태양	소양	소음
기후	풍(風)	습(濕)	조(燥)	한(寒)	화(火)	서(暑)
오운	목(봄)	토(환절기)	금(가을)	수(겨울)	화(여름)	화(여름)

〈 오운과 육기의 배열 〉

▶ 사계절을 통한 양생법

• 봄 – 봄의 석달은 자연 만물이 되살아나는 계절이다.
일찍 자고 일찍 일어서 신선한 공기를 마시고 몸에 활력을 불어 넣는 것이 바람직하다.

• 여름 – 여름의 석달은 햇볕과 비가 풍부한 계절이다. 하늘의 기운은 땅으로 내려오고 , 땅의 기운은 하늘로 올라가는 시기이다. 사람들은 약간 늦게 잠자리에 들고, 아침 일찍 일어나야 한다. 또한 화내지 말고 육체적인 활동을 하여 땀구멍이 막혀서 기운이 몸속에서 정체(停滯)되지 않도록 해야 한다.

• 가을 – 가을의 석달은 자연 만물이 성숙하고, 곡식이 여물어 추수하는 시기이다. 이때는

활동적인 양기(陽氣)가 수동적인 음기(陰氣)로 바뀌는 시기이다.
일찍 잠자리에 들고 동틀 녘에 일어나야 한다.

• 겨울 – 겨울의 석달은 모든 만물이 시들어 원래 있던 곳으로 돌아가서 휴식을 취하는 시기이다. 음기가 양기를 지배하는 시기이므로 양기를 지나치게 사용하지 말고 일찍 잠자리에 들고 해가 늦게 뜨므로 느지막이 일어나야 한다. 겨울은 보존하고 저장하는 성질이 있다.

즉, 봄은 만물이 생동하는 시기라 기운이 활짝 펼쳐져서 부드럽게 흘러가며, 여름에는 몸 속의 기능과 외부의 변화 기능이 확장된다. 또 가을에는 그 기능을 통한 활동이 열매를 맺고, 겨울에는 사계절의 기운을 저장한다.

1. 기(氣)

1) 기의 개념과 생성

기(氣)란 보이지는 않지만 쉼 없이 몸의 구석구석을 운행하며 생명과 생체의 활동을 유지하는 에너지를 말한다. 우리 몸에서 일어나는 모든 생리현상과 병리현상은 우주를 감싸고 있는 '기' 의 흐름과 밀접한 관계를 가지고 있다.
태초 천지 만물의 태동과 함께 생명의 실체가 나타나게 되었으며, 그 속에서 일어나는 여러 가지 변화 및 규율의 특성에 따라 인체의 모든 기능도 영향을 받는다. 이러한 생명의 원동력을 기의 작용이라는 하나의 개념으로 표현하고 있다.
즉, 우주 안의 모든 사물은 기의 운동 변화로 인하여 생성되고 소멸되는 것으로 보며, 이것이 인체에 있어서는 생명 활동에 작용하는 것으로 인식하고 있는 것이다.
이러한 기는 우리 몸 속을 돌면서 몸속의 규율을 관장한다. 또한 운동성을 가지며 순환한다.
우리는 흔히 '기가 막힌다.' '기가 죽는다.' '기분이 좋다.' 는 등 기와 관련된 말을 듣기도 하고 쓰기도 한다.
이처럼 기는 우리의 생활과 밀접한 관계가 있는 단어 이기도 하다.
이 기가 인체에 없다면 육체적, 정신적 모든 생명 활동은 중지될 것이며, 기가 없는 형체는 죽음이며 영속성이 없는 것이라고 할 수 있다.

기의 형성과정에서, 기는 선천적 기와 후천적 기가 있으며 선천적 기는 신체의 포궁에서 만들어진다. 상초에 머무는 기는 순환기 및 호흡기계통, 중초에 머무는 기는 소화기계통, 하초에 머무는 기는 비뇨생식기 계통으로 보내져 각각의 장부에 영향을 준다.

후천의 기(氣)는 천기를 폐로 받아들여 산소와 이산화탄소의 교환작용을 통해, 또 지기를 통해 음식물을 소화 흡수함으로서 형성된다. 후천의 기 가운데 음은 신(腎)에 양은 심(心)에 머물며 신(腎)의 기는 신체 활동의 근원이 되고 생식작용을 도와주며 심(心)은 혈액순환의 원동력이 된다.

2) 기의 생성

① 선천의 정기(精氣) - 태어나면서 부모로부터 받아서 신중에 저장되어져 있는 기를 가리킨다.

② 음식물의 곡기(穀氣) - 수곡의 기라 함은 음식물이 비위의 소화, 흡수 과정을 거쳐서 얻어진 후천의 정기를 가리킨다.

③ 자연계의 청기(淸氣) - 폐로 흡입된 자연계의 공기를 가리킨다.

3) 기의 분류

기에는 두가지 의미가 있다. 하나는 음식물의 기나 호흡하는 기처럼 유통하는 물질이며, 다른 하나는 오장기, 육부기, 경맥기처럼 장기 조직의 활력을 지칭한다. 또 기는 근원에 따라 선천과 후천의 기로 구분한다. 이처럼 기 개념은 비교적 광범하지만 대체로 다시 원기, 종기, 영기, 위기로 나누는 데 이들 기는 서로 관련이 있으면서 차이점이 있다.

(1) 원기(元氣)

원기는 인체에서 가장 근본을 이루는 선천의 기이며 인체 생명 활동의 원동력이 되고 원음과 원양을 포함한다. 원기는 주로 신(腎)에서 시작하여 하단전에 저장되고 삼초(상초, 중초, 하초)의 통로를 통해 전신에 도달하여 오장육부 등 모든 기관과 조직 활동을 자극하며 생명

력를 만드는 원천이다. 원기는 조직기관의 활동을 주관하기 때문에 생명 활동의 원천이 된다고 말할 수 있다.

⑵ 종기(宗氣)

종기는 가슴부위에 있으며 자연계의 청기(晴氣)와 음식물을 섭취하여 생긴 영기(營氣)가 합하여 가슴속에 쌓이면 종기가 형성된다. 종기는 두 가지의 작용을 하는데. 그 중 하나는 인후에서 나와 호흡을 통하여 언어, 음성, 호흡의 강약에 관여하고, 다른 하나는 심의 혈액순환을 촉진하는 작용을 하며 기혈의 운행, 전신의 체온을 조절하는 작용을 한다. 종기(宗氣)와 원기(元氣)를 비교해 보면 종기는 후천지기(後天之氣)이고 원기는 선천지기(先天之氣)이며 종기는 상부에 원기는 하부에 저장된다. 기가 저장되는 상부와 하부를 기해(氣海)라 한다.

⑶ 영기(營氣)

영기는 맥 속에서 혈과 함께 순행하는 기로써 음식물에서 생기므로 영양이 풍부하고 비위에서 만들어져 중초로 나온다. 또 혈액을 만들며 오장육부와 전신에 영양을 공급하는 작용을 한다. 즉, 영기의 운행은 중초에서 수태음 폐경으로 올라간 후 전신의 경맥을 통하여 끊임없이 돌며 인체의 모든 부분에 영양을 주고 외부로 퍼져서 근골피모를 윤택하게 한다. 영기는 위기와는 상대적으로 음에 속하며 혈액을 자양하고 화생시키는 주요한 생리작용을 담당한다.

⑷ 위기(衛氣)

위기는 맥관 외를 흐르는 기이며 영기와는 달리 양에 속한다. 이 위기는 영기와 음식물에서 생기며 비위에서 나와 상초로 공급되며 그 성질이 강하여 강맥의 제약을 받지 않는다. 기의 운행이 신속하고 활발하다. 위기는 장부를 따뜻하게 하고 또 피부를 윤기있게 하며, 기모근을 작용시켜 땀의 분비를 조절하는 등 중요한 기능을 한다.

이러한 위기는 신체의 외부를 보호하고 외기의 침입을 막는다. 위기는 낮에는 양(체표, 手·足三陽經脈)으로 순행하고 밤에는 음(五臟)으로 순행하여 수면과 관계가 있다.

예) 낮에는 아픈줄 모르다가 밤에 더 많은 아픔을 느낀다.

위기가 음으로 순행할 때는 족소음경(足少陰經)에서 신으로 주입하고 심 · 폐 · 간 · 비로 도달하였다가 다시 돌아온다.
영위가 잘못되면 일정한 계통에 병변이 발생한다.

4) 기의 생리적 기능

(1) 추동작용을 한다.

추동작용이란 체액을 밀어 움직이는 작용을 의미한다. 기와 혈은 음양으로 볼 때 혈은 음에 속하며 기는 양에 속한다. 혈액은 펌프 작용에 의해 순환하지만 기의 추동작용이 없다면 순행이 좋지 않아 신체의 생장, 발육과 각 장부와 경락의 생리활동 및 혈액이 순행에 저해 요인이 되고 진액이 고갈되어 가는, 즉 노화 현상을 초래한다.

예) 음식물의 영양이동이 원활하지 못하면 먹어도 기운이 없어진다.
그러므로 기의 추동작용은 생장수장(生長守藏)의 원동력이 된다.

(2) 온후작용을 한다.

인체는 정상적인 체온을 유지하기 위해서 기의 온후작용에 의지하게 되며 혈액순환을 촉진시킴으로써 신체의 구석구석에 영양과 산소를 공급함으로써 각 장부와 조직기관 등의 생리 활동을 돕는다.
온후작용이 부족할 때 한냉이나 사지불온(四肢不溫) 등의 증상이 나타나고 온후작용이 지나칠때 발열 · 조요(躁擾) 등의 증상이 나타나게 된다.

(3) 방어작용을 한다.

신체는 항상 외기의 침입에 대응하여야 한다. 육음(풍, 열, 서, 습, 조, 한)의 침입에 대응하지 않으면 저항력을 잃고 쉽게 질병에 걸리고 만다.
특히 위기(衛氣)는 맥관 외를 순행하며 신체의 외부를 보호하고, 영기(營氣)는 맥관 내를 순행하며 영양을 자양한다. 그러므로 외사가 침입할지라도 기가 그와 상쟁(相爭)하여 체외로 몰아냄으로써 건강을 유지하게 되는 것이다.

⑷ 고섭(固攝)작용을 한다.

고섭작용이라 함은 혈액을 통제하여 맥외로 넘쳐나지 못하게 하는것과 한 · 요를 통제하여 혈액의 유출을 막고 적절히 배출되도록 하는 것과, 정액을 통제하여 누설되지 못하도록 통제하는 작용을 한다. 즉, 잡아주는 작용을 말한다.

⑸ 기화작용을 한다.

음식물을 섭취하고 소화하며 신진대사를 통하여 에너지로 전환하고 각종 대사 활동의 부산물인 노폐물질을 배출시킨다. 즉 변화하는 것으로 음식물이 영기와 위기로 변화하는 과정을 말한다.

2. 혈(血)

1) 혈의 정의

혈은 인체의 생명활동을 유지하는 가장 기본적인 물질이다. 혈은 음식물에서 흡수한 영양 물질이 변하여 생성되고 기의 퇴동작용에 의해 맥(脈)중에 잠시도 쉬지 않고 순환하여 그 안에 함유한 영양물질을 장부, 조직기관, 사지에 까지 두루 도달하는 적색의 액체를 말한다.

2) 혈의 생성(3가지)

가. 혈은 음식물에서 흡수한 영양분에서 화생(化生)되므로 소화기관인 비 · 위가 혈액생성의 근원이 된다.

나. 영기는 맥중에 들어가서 혈액으로 화생(化生)된다.

다. 정과 혈은 근본 발생이 같으므로 정과 혈사이에는 서로 변환될 수 있다.

3) 혈의 작용

혈은 맥 중에 순행하여 안으로는 장부, 밖으로는 피부, 근육, 골동에 끊임없이 순행하여 각 조직기관에 부단히 영양분을 공급한다. 혈이 왕성할 때 얼굴색이 붉고 촉촉하고 근육이 발달되고 피부와 모발이 윤택해지며, 맑은 정신을 유지시켜 건강미를 유지시킨다. 혈의 생성이 잘 안되고 순행이 원활하지 못하면 얼굴색이 황색을 띠고 핏기가 없어지고, 모발이 건강하지 못해 건조하고 광택이 없고, 피부 또한 건조하고 까칠까칠해지며 눈이 건조하고 따갑고 얼굴근육이 원활하지 못한다. 이 때 경락을 이용한 치유로 혈허(血虛) 현상을 개선하여 건강미를 유지시킨다.
이 밖에도 정(精)과 혈(血)은 서로 자생하고 전화된다. 정은 신(腎)에 저장되고 혈은 간(肝)에 저장되는데, 신에 저장된 정기가 충만하면 간을 자양하여 혈이 충만해지고 간에 저장된 혈량이 충분하면 신에 저장된 정기를 자양한다.

혈	전신에 영양을 공급하여 기능활동을 왕성하게 한다.
기와 혈의 관계	기의 작용에 의해 혈이 순행. ex) 기가 부족하면 혈행이 나빠진다. 기가 왕성하면 혈행이 좋아진다.

3. 음양론

1) 음양의 개념

음양은 한의학에 있어 가장 기초가 되는 이론이다. 음양법칙은 우주의 자연법칙이고 만물의 기초이며, 변화의 모체이고 삶과 죽음의 근본이다.인간과 자연 환경의 생명 활동 사이에는 밀접한 연관이 있었다. 모든 생명의 근원은 음양(陰陽)으로 이것은 우주의 모든 것을 포함한다. 음양이 화합하여 조화를 이루면 창조가 일어난다. 즉, 천(天)과 지(地)가 조화를 이루어 만물이 생겨나게 된다.

① 음양의 상대성

음(陰)과 양(陽)이라는 말의 본뜻은 언덕에 생긴 응달과 양달이라는 말이다. 빛이 비치자

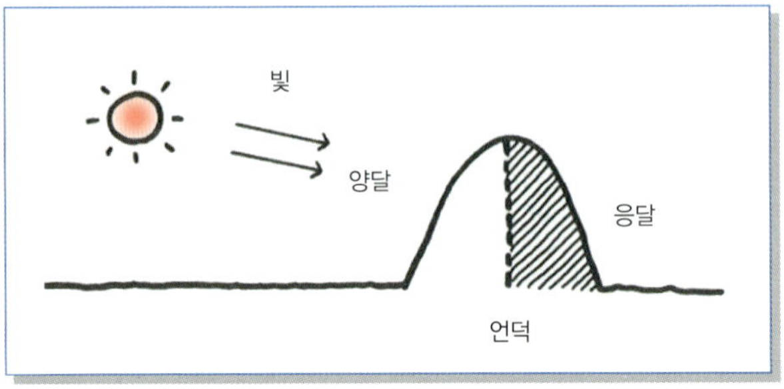

마자 언덕에는 양달과 응달이 동시에 생겨난다. 양달이 먼저다 응달이 먼저다 할 수 없을 정도로 음양은 순식간에 함께 태어난 것이다. 이처럼 음이 생길때 동시에 양이 존재하게 되는 음양의 특성을 '음양(陰陽)의 상대성'이라 할 수 있다. 음양의 상대성으로 우주는 짝으로 존재한다는 사실을 잊지 말아야 한다.

예) 동물과 식물을 비교할 때 동물은 양, 식물은 음이지만 식물 중에서 꽃이 피는 식물과 꽃이 피지않는 식물을 비교할 때 꽃피는 식물은 양이고 꽃이 피지 않는 것은 음이다. 그러므로 같은 식물이지만 상대에 따라서 음과 양의 위치가 바뀌기도 한다.

② 음양의 일원성

양달과 응달의 나뉘어짐과 관계없이 음양이 실현되는 장(場)인 언덕은 하나라는 것이다. 언덕이 양달과 응달을 동시에 품고 있듯 그 이면에는 음과 양의 반대되는 성질을 함께 가지고 있다. 즉, 이러한 음양(陰陽)의 특성을 '음양(陰陽)의 일원성'이라 한다.

③ 음양의 역동성

해는 동에서 떠서 시간의 흐름에 따라 일정하게 서쪽으로 넘어가게 된다. 시간은 태양을 동(東)에서 서(西)로 움직이게 하고 태양 빛은 언덕을 비추면서 시간에 따라 응달과 양달의 세력변화를 일으킨다. 변화가 일어나고 움직인다는 것은, 곧 살아 있다는 것이다. 언덕에 시간의 개념이 들어서면서 음양은 생명을 가지게 되었다. 시

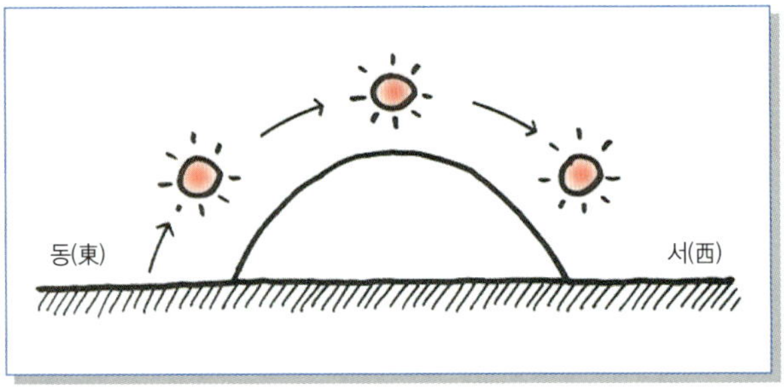

간에 의해 부여된 음양의 이러한 특성을 '음양의 역동성(力動性)' 이라 한다.

음과 양은 서로 대립되면서도 연관된 사물의 속성을 대표한다. 활동적이고 외향적이며 상승적이고 따뜻하며 기능적이고 항진적인 것은 모두 양(陽)에 속하고, 정적이고 내재적이며 하강적이고 차가우며 물질적이고 쇠퇴하는 것은 모두 음(陰)에 속한다. 하늘과 땅, 물과 불, 밝음과 어두움, 정과 동, 높음과 낮음 등의 음양분별이 있고, 일상 생활에서 예를 들면 남자는 양이고 여자는 음이며, 위쪽은 양이고 아래쪽은 음이며, 양지는 양이고 그늘은 음이다.
외향적이고 화를 잘 내는 사람은 양에 속하고, 내향적이면서 조용한 사람은 음에 속한다.
자연계에서 생명을 가지고 있는 생명체들은 동물, 식물 할 것 없이 음은 양을 찾아, 양은 음을 찾아 끊임없이 노력하고 있는 것이다.

2) 음양분류

임맥은 회음에서 시작해서 복부를 지나 아랫입술 밑 승장에 속하므로 아랫입술이 발달한 동물은 음적이며, 독맥은 장강에서 시작해 등줄기를 지나 윗입술 수구를 지나 은교에 도달하므로 윗입술이 발달한 동물은 양적이다.
그러므로 입술의 형태에 따라 음, 양를 구분할 수 있고 말을 하면 윗 입술과 아랫입술이 합해져서 소리가 나오는데 이것은 음양이 교차되어서 나오는 것이다.

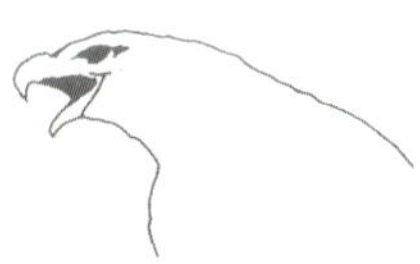

독수리 : 독맥발달. 양적이며 공격적이며 상체로 에너지 발산

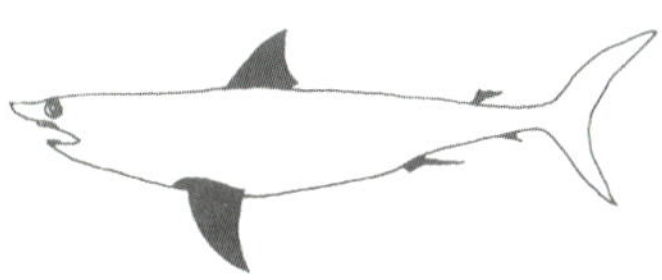

상어 : 독맥발달. 양적이며 공격적

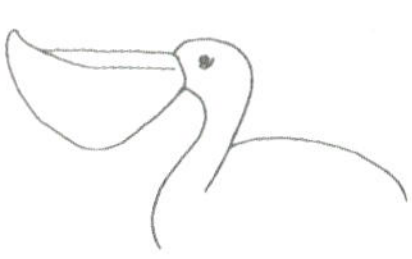

펠리칸 : 임맥 발달, 아래턱이 강하다.

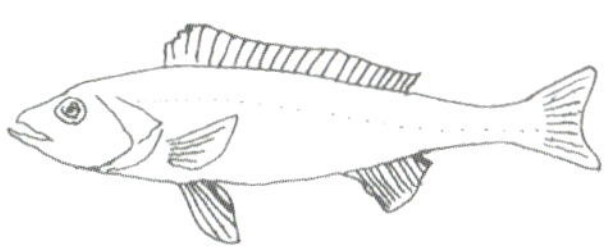

명태 : 임맥발달, 음적이고 알이 많다.

현상	양	음
공간	하늘	땅
시간	낮	밤
계절	봄, 여름	가을 , 겨울
성별	남성	여성
온도	온열	한냉
습도	건조	습기
중량	가벼움	무거움
밝기	밝음	어두움
운동	동적, 위로, 밖으로	정적, 아래로, 안으로
신체부위	체표, 등, 상부,좌측	체내, 배, 하부, 우측
신체구조	피부, 털, 육부	인대, 뼈, 오장
신체기능	기(氣), 흥분, 강인	혈(血) ,억제, 허약

〈 음 · 양 구분 〉

3) 인체에서의 음양구분

인체는 정확하지는 않지만 좌우가 비교적 대칭에 속한다. 이것을 음과 양이라는 개념으로 나누어 보자. 동양에서는 왼쪽을 양, 오른쪽을 음이라고 한다. 그렇게 보는 것은 대표적 장기인 심장이 있기 때문이다. 좌심은 혈액을 뿜어내는 양이고 우심은 혈액이 돌아오는 음이다. 심장 또한 왼쪽으로 치우쳐 있어 마음 역시 분열이 된다.

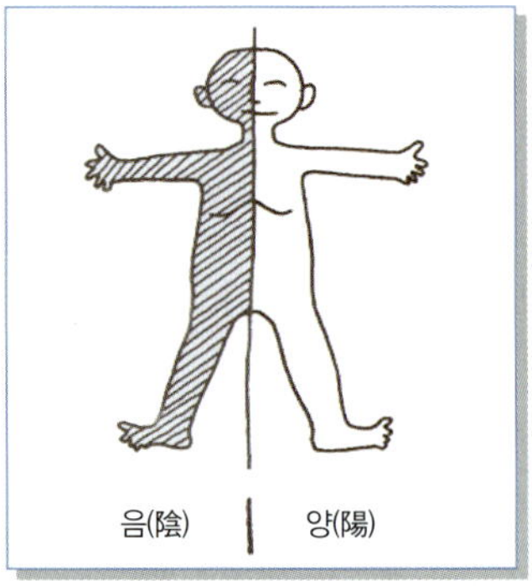

인체는 좌우 뿐만 아니라 위와 아래로도 음양을 구분할 수가 있다.
위는 양이 되고 아래는 음이 된다. 움직임에 있어 다리는 움직이지 않아도 팔은 쉴시간 없이 움직임이 많은 위에 위치하고 있다.

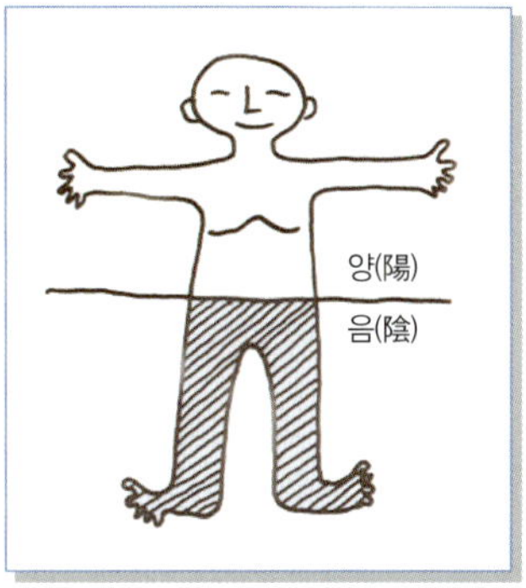

4) 거꾸로 서로를 바라보는 식물과 동물

우주 만물은 음양이 어울려 있다. 동물은 이름대로 움직이길 좋아하고 식물은 싹튼 자리에서 한발자국도 움직이지 않는다. 식물이 열매를 맺으면 동물이 먹는다. 식물이 이산화탄소를 마시고 산소를 내뿜으면 동물은 산소를 마시고 이산화탄소를 뿜어낸다. 이렇듯 식물과 동물은 반대이다. 식물은 뿌리쪽이 양이고 동물인 사람은 머리쪽이 양이다.

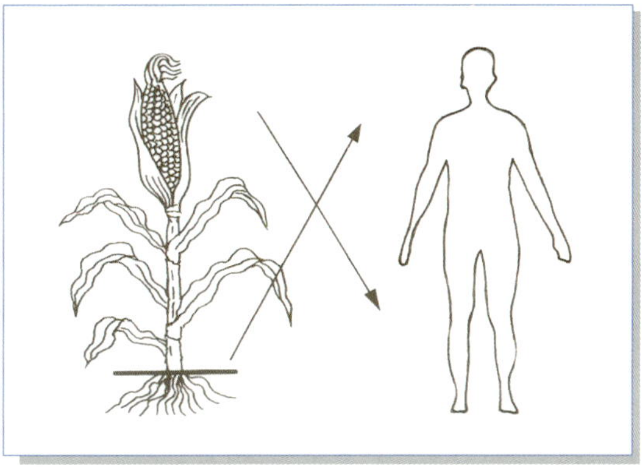

그러므로 뿌리가 발달한 식물은 머리가 발달한 양적인 사람의 성격을 지녔다.

4. 오행론

1) 오행의 신화

"하늘과 땅이 서로 나뉘기 전에는 모든 것이 뒤섞여 혼돈이라고 불려지는 어둠의 거대한 덩어리였다. 여기에서 다섯 가지의 정기(精氣)가 형상을 갖추더니 곧 노인으로 변하였다.
첫 번째로 나타난 사람은 누런 노인으로 흙의 주인이고, 두 번째는 붉은 노인으로 불의 주인이고, 세 번째는 어두운 노인으로 물의 주인이었다. 네 번째로 나타난 이는 나무대감(木公)으로 나무의 주인이었고, 다섯 번째는 쇠어머니(金母)로 쇠의 여주인이었다.

다섯 노인들은 자기들이 생겨난 바탕의 원초적인 정신을 좇았다.

이렇게 해서 물과 땅은 아래로 가라앉았고, 하늘은 높이 솟았다. 이어 물이 모여 강이 되고 호수가 되었고, 산과 들도 생겨났다. 연이어 해, 달 , 별, 구름, 비, 이슬 등이 생겼다. 누런 노인(黃老)은 순수한 흙의 힘을 운행하게 했고, 불과 물이 여기에 가세했다. 또 풀, 나무, 새, 짐승, 뱀, 곤충, 물고기, 거북이가 나타났다. 나무대감과 쇠어머니는 빛과 어둠을 만들고, 인간을 남자와 여자로 만들었다. 세상은 점점 그 모습을 드러내었다."

오행(五行)이 탄생하는 신화이다.

혼돈(chaos)은 질서(cosmos)를 낳았다.

적막한 혼돈이 천지로 나뉘고 형상을 드러내면 곧 질서가 생긴다.

우주(cosmos)는 질서 속에서 끊임없이 돌아가고 있다. 오행은 그 차체가 곧 우주의 질서이며, 자연을 바라보는 동양의 눈이다.

오행은 원이다. 오행은 단순하다. 오행은 진리의 뿌리로 들어가는 문과도 같으며 상징과 비유로 가득한 신화와 전설을 풀 수 있는 열쇠와 같다.

2) 오행의 개념

(1) 다섯가지의 걸음걸이

우주는 음과 양이 맞물려 있는 거대한 태극체로서 양의 과정에서는 팽창을 하며 물질과 에너지를 흩고, 다시 음의 과정에서는 물질과 에너지를 모으고 있다.

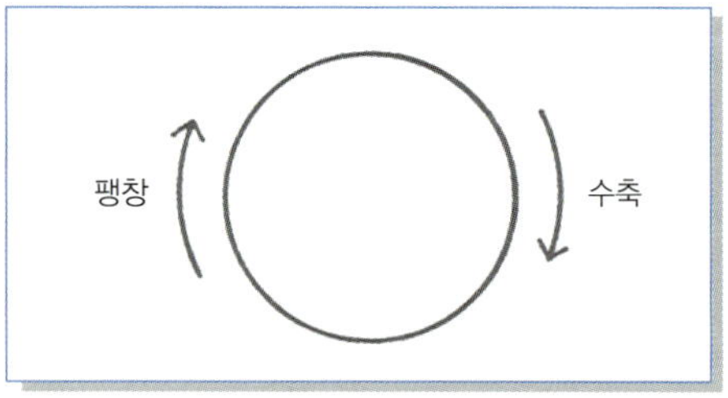

이러한 운동 과정은 둥근 원의 순환 형태로 이루어지는데, 끝없이 팽창하여 폭발해 버리거나 한없이 수축하여 없어져 버리거나 하지는 않는다.

원을 따라서 수축과 팽창이 끊임없이 반복되고 있는 것이다.

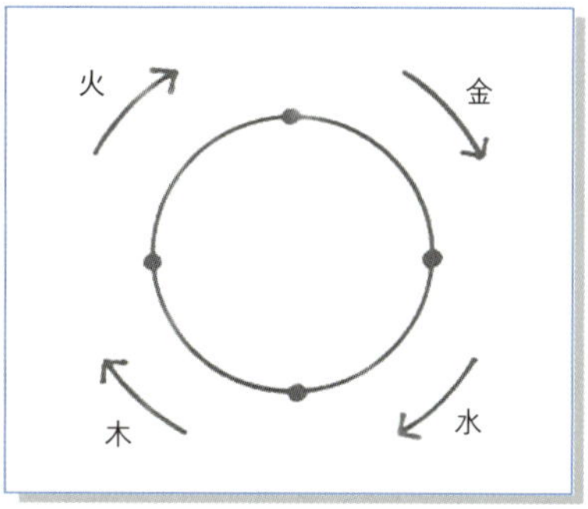

팽창의 일단계는 처음에 한 방향으로 뚫고 나오는 힘을 말하는데 그 힘의 과정을 목(木)이라 한다.

팽창의 이단계는 화(火)를 자칭하는 것으로 목(木)을 통해 한 방향으로 뚫고 나온 힘이 사방팔방으로 무질서하게 흩어지는 과정이다.
또한 수축의 일단계는 금(金)이다.
금(金)은 한없이 흩어져 더 이상 흩어질 수 없는 상태까지 분열된 화(火)를 거두어 수렴시키는 과정이다.
수축의 이단계인 수(水)에서는 금(金)을 통해 수렴되면서 외부만 굳어진 것을 그 속까지 단단하게 응고시켜 한 점으로 통일시키는 과정이다.
이러한 네 가지 변화 과정이 쉽게 이루어질 것 같지만 그 이면을 가만 들여다보면 고통 속에서 이루어지는 것을 알 수 있다.
팽창하는 목(木)과 화(火), 수축하는 금(金)과 수(水)는 제각기 자기의 운동 상태를 고수하려는 성질이 있기 때문이다.

목(木)은 끊임없이 뚫고 나가고 싶어 하는 것이고 화(火)는 끊임없이 흩어지고 싶어 하는 것이고 금(金)은 끊임없이 모으고 싶어 하는 것이고, 수(水)는 끊임없이 단단해지고 싶어 하는 것이다.
이런 木 火 金 水를 부드럽게 달래 주며 중재하는 것이 있는데, 그것이 바로 토(土)이다.
즉, 토(土)는 木 火 金 水 변화 과정의 각 마디에 존재하면서 자기의 주장은 전혀 내세우지 않고 수축과 팽창의 원운동이 순조롭게 일어날 수 있도록 도와주고 있는 것이다.
우주가 직선 운동을 하지 않고 원운동이 가능한 것은 전적으로 토(土)의 도움이라고 하지 않을 수 없다.

(2) 오행의 속성

나무에서 木의 속성을 보고 불에서 火의 속성을 보고 흙에서 土의 속성을 보고 쇠에서 金의 속성을 보고 물에서 水의 속성을 본다.

오행의 첫째 걸음인 목은 생(生)의 과정이다. 나무는 죽을 때까지 끊임없이 자란다. 그래서 나무의 특성은 자라나는 '生'의 뜻을 가장 많이 가지고 있는 것으로 보고 생의 과정을 木이라 한 것이다.

둘째 걸음 화는 장(長)의 과정이다.
불은 자기의 형태를 무질서하게 흩고 있다. 마지막 힘이 소진 될 때까지 끊임없이 자신을 발산하는 특성을 보고 불의 주인은 長의 뜻이 가장 많다고 본 것이다.

셋째 걸음 금 역시 수(收)의 과정을 대표하는 것으로 쇠로 만든 밥솥이 불의 열기(흩어진 火의 힘)를 모아 쌀과 물을 데운다. 전기 역시 구리나 금속이 잘 모을 수 있다.
쇠의 주인은 모으는 것이 특징이다.

넷째 걸음 수는 장(藏)의 과정이다. 물을 통하면 모든 것이 하나가 된다. 시멘트도 진흙도 물기가 있어야 합쳐지고 굳어진다. 땅속에 숨은 씨앗처럼 물은 알기 어려운 존재이나 물의 주인은 단단해지려는 성질이 특징이며 藏의 뜻이 가장 많다.

그러면 토의 걸음걸이는 어떤 특성일까?
토는 化를 이루는 과정이라고 했다.
木火金水가 나무와 불과 쇠와 물로 그 특성을 발현하는 곳이 바로 흙이다. 흙은 木火金水를 품고 있으며 변화를 일으키는 것이 특징이며 그 특징을 추상(抽象)하여 土라고 하는 것이다.

木	火	土	金	土
부드럽고 따뜻한 전진, 또는 상승하는 기운	순간적으로 폭발하고 확산하는 열(熱)적인 기운	끈적끈적하여 서로 결합하려는 기운	순각적으로 결합하여 긴장시키고 결정을 이루려는 기운	차고 연하고 미끄러운 기운으로 아래로 향하는 기운

〈 오행 속성의 물리적 정의 〉

범주	木	火	土	金	土
오계	봄	여름	늦여름	가을	겨울
오기	바람(風)	더위(暑)	습기(濕)	건조(操)	추위(寒)
오방	동	남	중앙	서	북
과정	발생	성장	성숙	수렴	잠복
색깔	청, 녹	적, 홍	황	백, 회색	검정, 보라
오음(五音)	각	치	궁	상	우
냄새	누린내	탄내	향긋한내	비린내	썩은내
오미	신맛	쓴맛	단맛	매운맛	짠맛
소리	외침	웃음	노래	울음	신
장	간	심	비	폐	신
부	쓸개	소장	위	대장	방광
오관(五管)	눈	혀	입	코	귀
오액	눈물	땀	침	점액	정액
신체구조	근육	혈	살	피부	뼈
동물	닭	양	소	말	돼지
곡물	밀	찹살	기장	쌀	콩
오변	생기	왕성	장기	숙살기	사기
오품	분노	희열	사려	우수	공포

〈 오 행 표 〉

2천년전의 문헌인 「소문 음양웅상대론(素門 蔭陽熊象大論)」에서 "지나치게 화를 내면 간(肝)을 상하는데, 슬픈 감정은 노기(怒氣)를 누를 수 있다. … 지나치게 기뻐하면 심(心)을 상하는데, 두려운 마음은 희기(喜氣)를 누를 수 있다. … 지나치게 생각에 골똘하면 비(脾)를 상하는데, 노기(怒氣)는 그처럼 생각이 지나쳐 마음속에 맺힌 것을 풀어 준다. … 지나치게 슬퍼하면 폐(肺)를 상하는데, 희기(喜氣)는 우수(憂愁)를 극복하게 한다. … 지나치게 두려워 하면 신(腎)을 상하는데, 차분한 사려(思慮)는 두려움에서 벗어나게 한다" 라고 한 것은 감정을 오행으로 연관시키고, 다시 오장과 관련을 시킨 다음, 오행적으로 그 심리요법까지 제시한 내용이다.

3) 상생상극의 원리

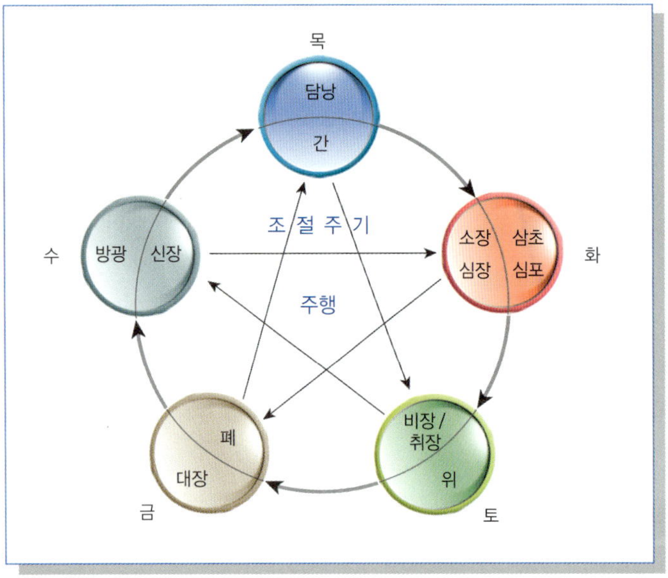

(1) 상생 – 생(生)에는 자생(資生) · 조장(助長)한다는 뜻이 들어있다. 그러나 서로 살린다는 의미보다는 어떤 존재로 인해 새로운 존재가 생겨나는 것을 뜻하는 말이다. 목(木)은 화(火)에 영양을 공급하고, 화(火)는 재가 되어 토(土)를 비옥하게하고, 또한 금(金)은 토(土)에서 발견되며, 수(水)는 금(金)에 응축(凝縮)되고, 수(水)는 목(木)에 양분을 준다.

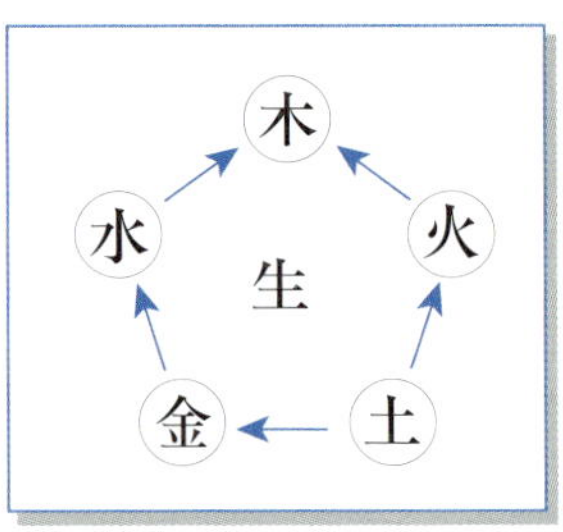

상생의 순서는 목생화, 화생토, 토생금, 금생수, 수생목(木生火, 火生土, 土生金, 金生水, 水生木)으로 되어 있다. 예) 부모와 자식

① 목생화 (木生火)

봄은 목, 여름은 화이다. 봄에는 양기가 처음 만들어지므로 소양(少陽)이 되고 기후는 따뜻하다. 여름은 양기가 활발하므로 태양(太陽)이 되고 기후는 덥다. 더운 것은 화가 된다. 즉, 봄에서 여름으로 계절이 바뀌게 되면 양기는 점점 활발하게 되어 소양에서 태양으로 변하므로 목생화가 된다.

간(肝)은 목의 장(臟)이고 심(心)은 화의 장(臟)인데, 목의 성질은 상승하는 기운이므로 발산하는 화의 기운을 돕는다.

② 화생토(火生土)

여름은 화, 장하(長夏)는 토이다. 여름의 기후는 덥고 장하의 기후는 습한데, 토의 습한 기는 화의 양열(陽熱)한 기에 의하여 만물을 성장시키게 되므로 화생토가 되는 것이다. 심은 화의 장이고 비는 토의 장(土臟)인데, 비의 운화(運化)작용은 심화(心火)가 데워줌으로써 가능하다.

③ 토생금(土生金)

장하는 토, 가을은 금이다. 토의 성질은 땅과 같이 부드럽고 금의 성질은 하늘과 같이 강인한데, 땅의 기운이 상승하면 구름이 되고 하늘의 기운이 하강하면 비가 되니, 구름으로 부터 땅의 기가 나오게 되므로 토생금이 되는 것이다.

④ 금생수(金生水)

가을은 금, 겨울은 수이다. 가을은 기후가 서늘하고 겨울은 찬데, 서늘한 가을은 찬 기운이 조금 있는 것이고, 서늘한 기운이 변하여 찬 기운인 수가 되므로 금생수가 되는 것이다.

⑤ 수생목(水生木)

겨울은 수, 봄은 목이다. 목은 소양의 기이며 소양의 기는 매우 미약한 양기로 생성되는데,

물속에 있는 미약한 양기가 움직이기 시작하여 수분이 위로 올라가 나무를 적시게 되므로 수생목이 되는 것이다.

(2) 상극 - 상극은 상생의 반대되는 말입니다. 극(克)에는 억제, 제약한다는 뜻이 포함되어 있고 서로 싸우는 관계가 아니고 어떤 존재가 다른 존재를 일방적으로 이기는 것을 뜻한다. 상극의 순서는 목극토, 토극수, 수극화, 화극금, 금극목(木克土, 土克水, 水克火, 火克金, 金克木)으로 되어 있다.

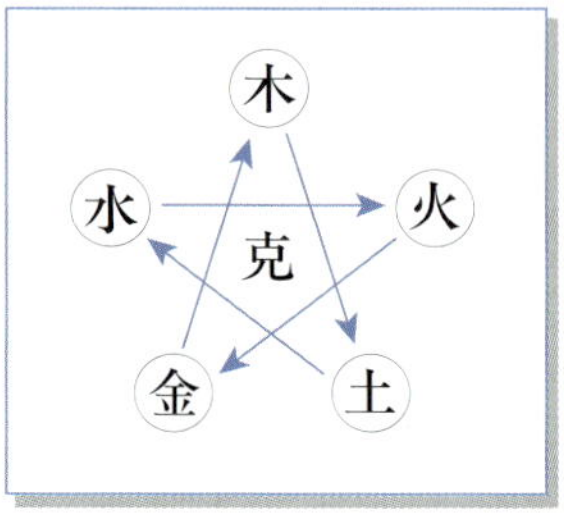

예) 고참과 졸병

동양에서는 천적(天敵)과 유사한 뜻으로 상극(相剋)이라는 말을 써 왔다. 천적(天敵)이 없는 존재는 점차 자멸하고, 천적(天敵)이 있는 존재는 살아 남는다.

천척이 있음으로 해서 비로소 게으름과 나태에서 벗어나 적극적인 삶을 살 수 있는 것이다.

① 금극목(金克木)

가을은 금으로 그 기후는 맑고 서늘하며 하강하는 성질이 있고 봄은 목으로 그 기후는 따뜻하며 상승하는 특징이 있는데, 하강하는 성질은 상승하는 성질이 지나치게 되는 것을 억제할 수 있으므로 금극목이 되는 것이다.

② 목극토(木克土)

봄은 풍목이며 바람은 발산하는 성질이 있고, 장하는 습토이며 습기는 뭉쳐지는 성질이 있다. 토습(土濕)의 기후가 만물을 생장 시킴에 있어서, 지나치게 뭉쳐지지 않는 것은 풍목의 발산 작용이 있기 때문이다. 그러므로 목극토가 되는 것이다.

③ 토극수(土克水)

토는 땅, 즉 대지와 같이 돈후(敦厚)하고 수는 땅속에 스며들어 흘러 다니는 물인데, 물이 땅위로 지나치게 넘치지 않는 이유는 땅이 밖에서 에워싸고 있기 때문이다. 그러므로 토극수가 되는 것이다.

④ 수극화(水克火)
겨울은 수로서 그 기후는 싸늘하고, 여름은 화로서 그 기후는 덥다. 그러나 시원한 기운은 더위를 이길수 있으므로 수극화가 되는 것이다.

⑤ 화극금(火克金)
여름은 화로서 상승하는 성질이 있고, 가을은 금으로서 하강하는 성질이 있다. 상승하는 기운은 하강이 지나치게 되는 것을 억제 할 수 있으므로 화극금이 되는 것이다.

(3) 상승 - 승(乘)이란 허한 틈을 타고 침입한다는 뜻으로서 지나친 억제를 가르킨다.

(4) 상모 - 모(侮)에는 자신의 강함을 믿고 약한 것을 깔보며 모욕 한다는 뜻이 있다.

상생과 상극은 정상적인 상황하에서 매우 밀접히 관련되어 있다.
즉, 생(生)함이 없으면 성장이 되지 않고, 극(克)함이 없으면 정상적인 변화와 발전이 이루어지지 않는다. 또는 생하는 가운데 극함이 있고, 극하는 가운데 생함이 있어야 상호간의 협조가 유지되어 끊임없는 운행(運行)이 이루어 지는 것이다. 상승과 상모는 사물이 발전 · 변화하는 과정에서 나타나는 비정상적인 현상을 말한다.

4) 오행체질과 성격

(1) 오행속성에 기초한 얼굴형에 의한 체질분류와 성격
사람의 얼굴형태는 목화토금수 오행의 물리적 속성에 기초하여 결정된다. 에너지의 상태에 따라 색깔 , 모양, 냄새, 맛, 움직임 등 모든 성질이 결정되며 완(緩), 산(散), 고(固), 긴(緊), 연(軟)으로 분류된다.

① 목형

목의 속성은 완이고, 봄의 기운이 나타나듯이 따뜻한 기운이다.

따뜻한 기운은 온도가 주변보다 높아지게 되므로, 주위보다 밀도가 낮아져 위로 상승하는 부력을 가진다. 이러한 목기는 오장육부에서 간과 담에서 나오므로 간담의 기능이 다른 장부에 비하여 큰 사람은 목형의 얼굴에 나타난 것처럼 얼굴도 몸도 길어지게 된다. 얼굴이 길면 길수록 간의 기능이 좋다고 볼 수 있으며 얼굴의 길이가 짧으면 짧을수록 체질적으로 타고난 간의 기능이 약하다고 볼 수 있다.

특히, 얼굴의 형상을 몸의 형상보다 중요시하는 이유는 얼굴은 오행의 다섯 가지 양의 경락이 모두 통과하는 인체 부위이기 때문이다.

얼굴이 길어 간이 좋은 사람은 몸에 목기가 많기 때문에 선천적으로 목기의 음식을 싫어하고 목형의 작은 장부에 해당하는 토기나 금기의 음식은 좋아한다.

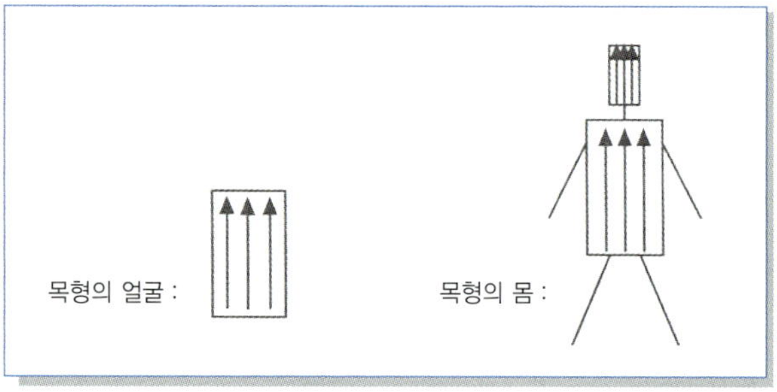

목기는 따스한 기운이므로 개인의 성격은 부드럽고 추진력이 있다고 볼수 있다. 우리 속담에 겁없이 일을 추진하려는 사람을 보고 "간이 부었다"라 하지 않는가, 또 일을 일관성 있게 추진 못하고 이랬다 저랬다 하는 사람을 "쓸개빠진 사람" 이라고 한다.

② 화형

화의 기운은 심장과 소장에서 나온다. 화의 속성은 폭발적으로 흩어지는 산(散)이기에 화형은 역삼각형이 된다고 보며 얼굴뿐만 아니라 심장이 들어있는 가슴도

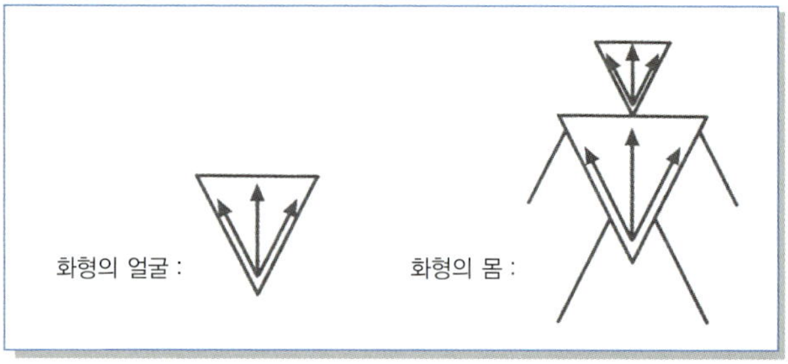

넓고 두꺼운 역삼각형인 사람이 많다.
화형의 사람은 순간적으로 폭발적인 에너지를 내는 직업이 적합하다고 할 수 있다. 이런 사람은 육감이 뛰어나기에 다른 사람에 대한 예의 또한 매우 바르다. 속어로 염치나 예의를 나타내는 말로서 심장의 우리말인 염통을 사용한 "염통머리 또는 얌통머리가 없다"는 말이 있다.
얼굴의 모양이 역삼각형인 사람은 큰 심장에 의하여 정열적으로 사랑하고 봉사하는 반면에 싸움도 잘하는 이중적인 성격을 띠게 된다.

③ 토형

오행에서 토의 기운은 비장과 위장에서 나오며 토의 속성인 고(固)는 끈적끈적한 기운이어서 서로 엉기어 단단해지는, 즉 물질간에 작용하는 응집력으로 생각할 수 있다.

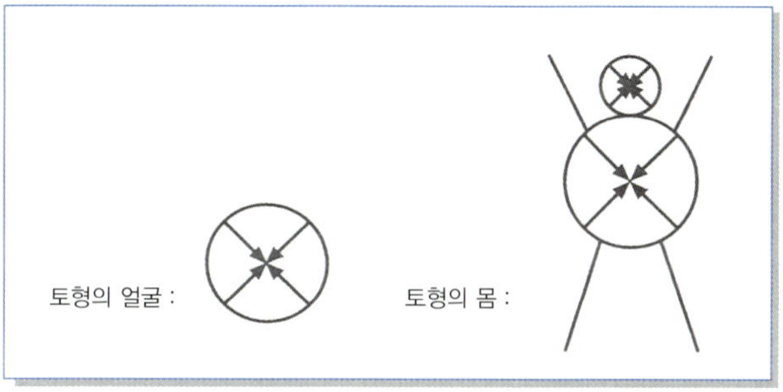

토형의 성격은 모든 시선이나 힘이 자기 내부로 향하고 있기 때문에 자기 자신의 일을 무엇보다도 중요시하고 이러한 과정에서 나타나는 타인의 시선을 크게 개의치 않는 자기중심적인 사람이 될 가능성이 많다. 이런 사람을 우리는 "비위가 좋다"라고 한다. 현실적이고 답답할 정도로 고지식하고 이해타산에 밝은 성향을 띠게 된다.

④ 금형

금의 기운은 폐. 대장에서 나오며 금의 속성인 긴(緊)은 긴장시켜 순간적으로 표면에 결정을 이루는 힘이다.

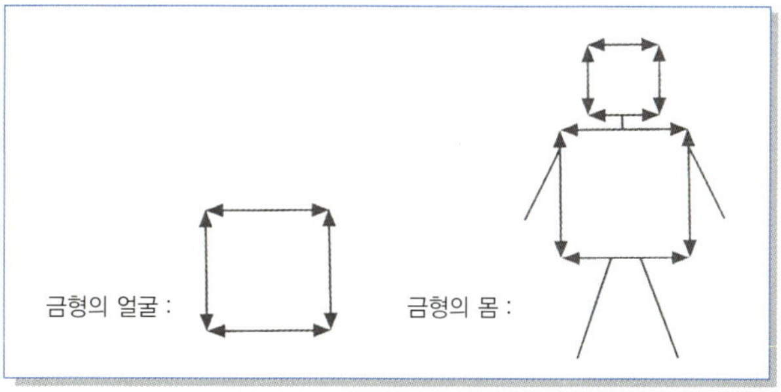

그러므로 폐 · 대장이 강하여 금의 기운이 많은 사람은 얼굴모양

이 결정을 이루어 각이 분명한 사각형의 모양을 할 것이다. 금형의 사람들은 규칙이나 법을 만들어 일사불란하게 처리하며 한번 세운 규칙을 고수하려고 한다. 이와 반대로 허황된 생각으로 들뜬 사람을 "허파에 바람 들었다"라는 표현을 쓰기도 한다.
규칙적으로 다스리기를 잘 하고 솔선수범하나 이것이 지나치게 되면 독재하려는 이중성을 나타낸다.

⑤ 수형

수의 기운은 신장 · 방광에서 나오며 수의 속성인 연(軟)은 연하고 미끄러우며 찬물과 같은 기운으로 생각될 수 있다. 수형의 사람은 뒤로 물러서고 양보하려는 경향이 강함을 알 수 있다.

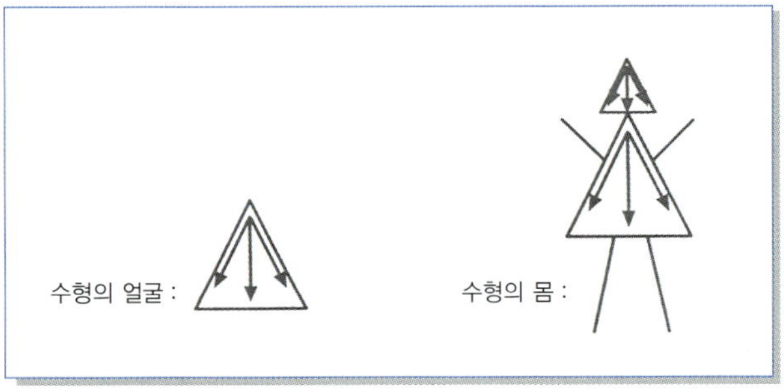

수형의 사람의 얼굴은 찬물이 중력에 의하여 위에서 아래로 흐르듯이 이마가 좁고 턱이 넓은 삼각형으로 나타난다. 몸도 신장방광이 들어 있는 아래 몸통인 하체가 발달하였으며 신방광 경락이 지나가는 종아리나 발목이 잘 발달하여 발목이 가늘고 다리가 날씬한 사람이 많다.
수형의 성격은 유연하고 임기응변에 능하여 직접적으로 남과 충돌하려는 경향이 적다. 수형의 사람은 건강이 나빠지게 되면 성격이 뻣뻣해지고 겁이 매우 많은 성격이 나타나게 된다.

(2) 오행과 맛의 관계

신맛은 간에, 쓴맛은 심장에, 단맛은 위장에, 매운맛은 대장에, 짠맛은 신장에 좋다.
그러므로 간이 나쁜 사람은 목기에 해당하는 신맛의 음식을, 심장이 약한 사람은 쓴맛을, 위장이 나쁜 사람은 단맛을, 폐와 대장이 나쁜 사람은 매운맛을, 신장, 방광이 나쁜 사람은 짠맛을 좋아한다.

장　부	좋을 때	약 할때
간장과 담낭	신맛과 고소한 맛을 싫어 함	신맛을 좋아함
심장과 소장	쓴맛을 싫어함	쓴맛을 좋아함
비장과 위장	단맛을 싫어함	단맛을 좋아함
폐와 대장	매운맛을 싫어함	매운맛을 좋아함
신장과 방광	짠맛을 싫어함	짠맛을 좋아함

〈 장부와 맛의 관계 〉

(3) 오행과 색깔

오행의 목 화 토 금 수는 다섯 가지의 청, 적, 황, 백, 흑색과 대응한다.
목의 기운은 청색이나 녹색을 나타내는데 간이 나빠지게 되면 콧등에 푸른색이 돈다.
아이들이 젖을 잘못 먹어 푸른색 젖을 토하거나 변을 싸는 것을 간기라 한다. 이렇게 간이 나쁠 때에 나타나는 색이 청색인 것은 목의 색깔이 청색인 것과 일치하는 현상이라 할 수 있으며 간이 나쁠 때에 푸른색이 나타나는 이유는 목기가 부족하기 때문에 필요한 목기를 생산하는 과정에서 푸른 빛이 나타나는 것이라 생각 할 수 있다.
이것은 신체 방어작용 또는 자생 반작용이 일어난다고 할 수 있다. 그러나 자생 반작용으로 인체가 목기를 생산하는 과정에서 얼굴에 나타나는 푸른색은 깨끗한 청색이 아니고 탁한 청색을 띠게 된다. 그래서 간이 나쁠 때에 색깔요법으로 병에 도움을 주고자 한다면 푸른색의 옷을 입거나 푸른색을 사용하여 목기를 보충하는 것이 간을 좋게 하는 방법이라 할 수 있다.
심장이 나쁜 사람은 광대뼈 근처에 붉은 색이 선명하게 나타나며, 토의 위장이 나쁜 사람은 얼굴이 탁한 노란빛이 나타나며, 폐와 대장이 나쁜 사람은 폐병의 경우 얼굴이 창백하다. 신장 방광이 나쁜 사람의 얼굴은 특히 턱 주위가 검은 것을 볼 수 있다.

5. 장상학

12장부

• 장 : 간(肝), 심(心), 비(脾), 폐(肺), 신(腎), 심포(心包)

• 부 : 담(膽), 소장(小腸), 위(胃), 대장(大腸), 방광(膀胱), 삼초(三焦)

※ 삼초(三焦) : 눈에 보이지는 않지만 기의 흐름을 관장하는 세 개의 복강(腹腔)으로 이루어짐.

사람의 몸 바깥쪽은 양이고 안쪽은 음이다. 내장도 마찬가지이다. 이를 오장(五臟)이라 일컫는데 간장, 심장, 비장, 폐장, 신장이 그것이다. 오장을 음이라고 하는 이유는 그 기능이 음식물을 몸에 필요한 물질로 바꾸어 늘 담고 있기 때문이며 이를 장(臟)이라고 부른다. 이 꽉 찬 실질장기(實質臟器)의 형태로 정적(靜的)인 기능을 담당한다.

담낭, 소장, 위장, 대장, 방광 그리고 눈에 보이지는 않지만 기의 흐름을 관장하는 세 개의 복강으로 이루어진 삼초(三焦)를 육부(六腑)라고 한다. 부는 관(管)의 형태로 속이 텅 비어 있어 동적(動的)인 기능을 가지면서 양적(陽的)인 성격을 지닌다. 또한 육부는 음식물을 받아들여 그것을 운반하는 역할을 한다.

장 부	목	화		토	금	수
장(음)	간	심	심포	비	폐	신
부(양)	담	소장	삼초	위	대장	방광

한의학에서 오장(五臟)의 기능

• 간(肝) : 혈액을 저장하고 전신의 혈량을 조절한다. 그리고 체내의 각종 대사를 주관하며, 외부 자극에 대한 반응을 담당하고, 소화기능과 담즙의 분지와 배설을 도와준다. 또한 전신이 인재와 관련되며, 손톱과 눈에 그 상태가 나타난다. 양의학에서의 간, 소화기계통, 중추신경계통, 생식기 계통 등과 유사한 기능을 담당한다. 간은 "장군지관(將軍之官)이라하여 용맹하고 지조가 있으며 부드럽고 강하고 결단력이 있는 장군과 같다."

• 심(心) : 혈액의 운행과 혈관계통을 관리하며, 정신이나 사유감정 등을 관장한다. 땀의 분비와 관련되며, 혀에 그 상태가 나타난다. 양의학에서의 심장 순환기계통, 뇌, 중추신경계통,

자율신경계통 등과 유사한 기능을 담당한다.
심장은 "군주지관(君主之官)으로서 모든 신체 기관을 다스리는 왕의 역할을 하며 사람이 생각하고 판단하는 정신적인 기능을 담당한다."

• 비(脾) : 음식물의 소화흡수와 수분대사를 주관하며, 혈액을 생성하고 출혈을 방지한다. 살과 사지에 관계되며, 그 상태는 입이나 입술에 나타난다. 양의학에서의 위, 비, 간장, 췌장 등의 소화기계통, 부신피질, 면역계통 등과 유사한 기능을 담당한다. 위장과 비장은 "창름지관(倉廩之官)이라 하며 모든 물질과 영양물질을 저장하는 창고 역할을 한다."

• 폐(肺) : 공기를 통한 호흡을 담당하고 전신의 기의 흐름을 주관함으로써 기를 따라다니는 혈액과 진액을 전신으로 공급하는 등 수액대사에 관여한다. 피부를 윤택하게 하며 외부의 발병인자에 대해 저항한다. 그 상태는 코로 나타나며, 목소리의 발성에도 관여한다. 양의학에서의 폐를 비롯한 호흡기계통, 혈액순환 수액대사와 피부 등과 유사한 기능을 담당한다. 폐는 "상부지관(相傅之官)으로서 조언자 역할을 한다. 폐는 인체의 기를 총관리 하며 심장을 보좌한다."

• 신(腎) : 발육과 생식을 주관하며, 수액대사와 폐의 호흡을 도와준다. 뼈와 골수의 생장을 주관하고, 그 상태는 머리털, 귀와 대소변의 반응으로 나타난다. 양의학에서의 신장, 방광 등의 비뇨기계통, 뇌하수체 부신피질 등의 내분비계통, 생식기계통과 유사한 기능을 담당한다.
신장은 힘을 저장하고 팔다리를 움직이는 기능을 한다. 신장은 또한 의지력과 기억력을 결합시키는 능력을 가지고 있어서 작강지관(作强之官)이라고 한다.

• 심포(心包) : 신사지관(臣使之官)으로서 왕을 즐겁고 기쁘게 해주는 궁정의 익쌀꾼, 어릿광대역할을 한다.

오장과 짝을 이루는 육부의 작용

• 담(膽) : 간에 붙어 있으면서 간의 대사를 도와주거나 정신적인 결단을 주관하며, 소화를 돕는다. 담낭은 중정지관(中正之官)의 성질이 있어서 사물의 옳고 그름을 판단함에 있어 마치 재판관과도 같다.

• 위(胃) : 음식물을 받아들이고 소화를 시키면서 소화되고 남은 찌꺼기를 소장과 대장으로 내려보낸다. 위장과 비장은 "창름지관(倉凜之官)이라 하며 모든 물질과 영양물질을 저장하는 창고 역할을 한다."

• 소장(小腸) : 위를 거쳐 일차적으로 소화된 음식물을 계속 소화흡수하며 그것을 몸 전체에 보내고, 그 나머지 찌꺼기는 대장으로 수액은 방광으로 보내어 소변을 만든다. 탁한 물질과 맑은 것을 구분해 낸다. 그러므로 수성지관(受盛之官)이라고 한다.

• 대장(大腸) : 소장으로부터 온 음식물찌꺼기를 계속해서 아래로 이동시키면서 일부 수액을 흡수하며 나머지를 대변으로 변화시켜 항문으로 배출한다.
대장은 모든 찌꺼기들을 운반하고 버리는 기능을 한다. 대장을 전도지관(傳道之官)이라고 말하는 이유는 모든 찌꺼기는 대장을 통해서 밖으로 배출되기 때문이다.

• 방광(膀胱) : 방광은 주도지관(州都之官)으로서 신의 작용을 거쳐 형성된 소변을 저장하고 일정한 양이 되면 체외로 찌꺼기를 배설하는 기능을 맡는다.

• 삼초(三焦) : 결독지관(決瀆之官)이라 하여 물을 화학적으로 변화시키고 그것을 운송하여 인체 곳곳으로 흐르게 한다.

그러므로 12장부의 기능은 서로간의 균형과 조화를 이루어야 몸이 건강하며 그것은 하나의 국가를 움직이는 것과 같다.

6. 경근의 개념

12경맥의 기(氣)를 결속하고, 모으고, 흩어지고, 근육에 분포된 근육계통이며 관절계통에 관여하는 체계이다. 신체 사지에 연결되어 있으며, 주요하게 관절운동에 관여한다. 경맥순환계통을 제외한 얕은 부위의 근육이 서로 연결되는 순환계통이기도 하다.

우리가 평소에 말하는 근육은 해부학적으로 단일한 형태의 근육을 말하며, 경근은 이러한 단일한 형태의 근육 여러 개를 십이경맥과의 생리적 관련성이나 순행분포부위 등의 특징을 귀납시켜 하나로 묶어 형성한 것이다.

경근은 경맥과 낙맥의 기혈에서 영양을 얻고 십이경맥 경기의 조절을 위해 기능활동을 진행하기 때문에 12계통으로 나누어 '십이경근(十二經筋)' 이라 한다.
경근은 사지의 손톱, 발톱사이에서 시작하여 하완(下脘), 하퇴(下腿)의 뼈에서 발달하고 완관절, 주관절, 발목관절, 슬관절에 모여 근육을 연결시키며 목으로 올라가 두면에서 끝맺으며 관절과 근육의 운동을 주관한다.
경근은 삼음삼양의 기에 의해 생긴 것이므로 수족삼양은 외측으로 행하면서 그 근육이 단단하면서 힘이 있고, 수족삼음은 내측으로 행하면서 그 근육은 유연하면서 완만하다.

12경근

◈ 수태음경근

수태음경의 근(筋)은 엄지손가락의 끝에서 시작하여 손가락을 따라 상행하여 어제혈에 결집(結輯)하고 촌구맥의 외측으로 상행하여 팔을 따라 팔꿈치안에서 뭉치고, 안쪽으로 상행하여 겨드랑이로 들어간 다음 결분혈로 나와 어깨 앞에서 뭉친다.
다시 위로 결분혈에서 뭉치고 아래로 가슴안에서 뭉치고 횡격막에 산포하고 횡격막에서 수궐음경의 근과 합하여 아래로 옆구리를 떠받친다.

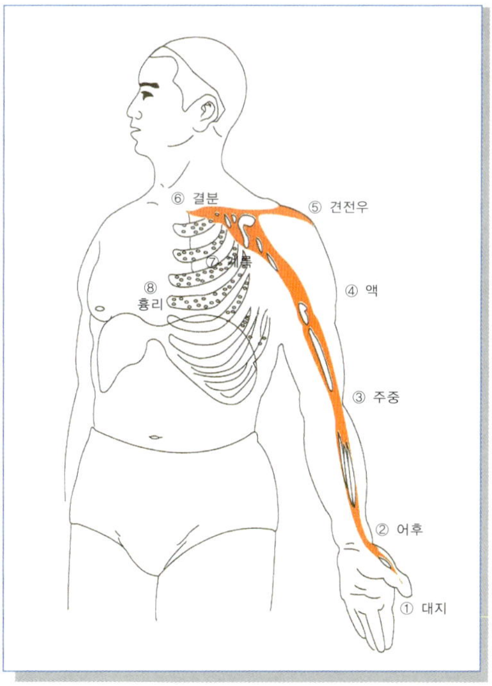

◈ 수양명경근

수양명경의 근(筋)은 엄지, 검지의 끝에서 시작하여 손목에서 모이고 팔을 따라 상행하여 팔꿈치의 외측에서 결합하고 상행하여 어깨죽지에서 결합한다.

여기에서 갈라져 나온 근육은 견갑과 척추를 둘러싸고, 직행하는 근(筋)은 상행하여 빰에 이르러 광골뼈 부위에 뭉치고, 직행하는 근은 위로 수태양경근의 전방으로 나와 왼쪽 이마에 이르러 머리에서 결합하고 하행하여 오른쪽 턱에 들어간다.

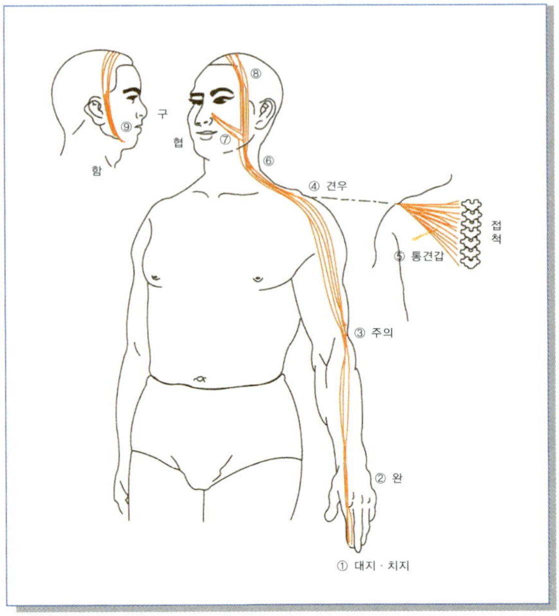

◈ 족양명경근

족양명경의 근(筋)은 세 번째 발가락에서 시작하여 발등 위에서 결합하고 비스듬이 행하는 것은 발등의 외측으로부터 상행하여 보골에 이르러 무릎의 외측에서 결합하고 다시 넓적다리에서 뭉치고, 위로 옆구리를 따라 척추에 속한다.

직행하는 것은 발등으로부터 위로 경골을 따라 무릎에서 결합하고, 여기에서 분기된 근은 외측 보골에서 결합하여 족소양경의 근과 합한다.

직행하는 것은 복토혈을 지나 상행

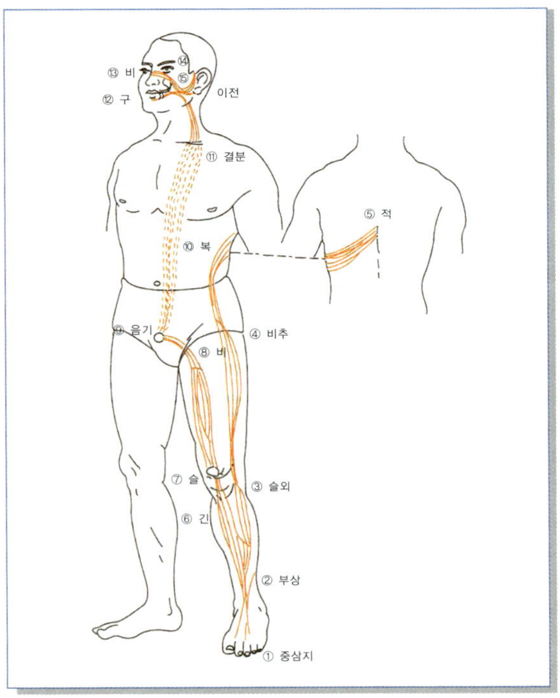

하여 넓적다리뼈에서 만나고 음기에서 뭉친다.

다시 위로 복부에 산포하고 결분혈에서 상행하여 결합하며 목으로 올라가 입을 끼고 광대뼈에서 합하며 계속하여 코에서 결합하고 코옆에서 상행하여 태양경근과 합하는데 태양경의 근은 목상강(木上綱)이 되고 양명경의 근은 목하강(目下綱)이 된다. 광대뼈에서 분기된 근은 빰을 통과하여 귀앞에서 결합한다.

◈ 족태음경근

족태음경의 근(筋)은 엄지발가락 끝의 내측에서 시작하여 상행하고 안쪽 복사뼈에서 결합하는데 직행하는 근은 위로 무릎안쪽 보골에서 결합하고 정강이 내측을 따라 상행하여 넓적다리뼈 부위에서 결합하고 음부 앞에서 합하여 복부에 이르러 배꼽에서 뭉치고 북부에서 상행하여 양옆구리에서 결합한 다음 위로 가슴에 분포한다.

안에서 행하는 것은 척추 옆에 부착된다.

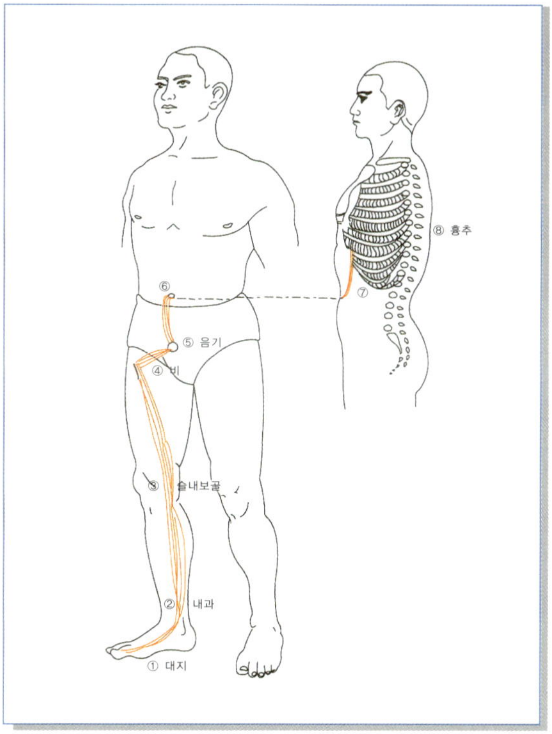

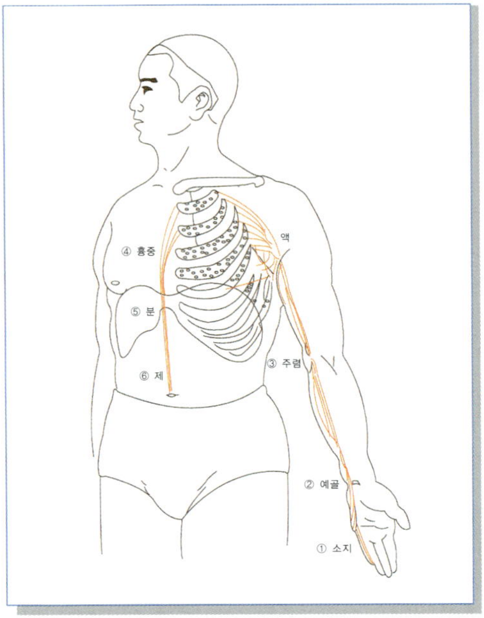

◈ 수소음경근

수소음경의 근(筋)은 새끼손가락의 안쪽에서 시작하여 예골에서 결합하고 다시 상행하여 팔꿈치의 내측에서 뭉쳐서 상행하여 겨드랑이 안으로 들어가 수태음경근과 교차한다. 유방안에 잠복하여 행하며 가슴에서 결합하고 횡격막을 따라 하행하여 배꼽부위와 연결된다.

◈ 수태양경근

수태양경의 근육은 새끼손가락 위에서 시작하여 손목에서 결합하고 팔 안쪽을 따라 상행하여 팔꿈치 안쪽 예골의 뒤에서 결합하는데 그것을 튕기면 시큰하고 저린 느낌이 새끼손가락에 전달된다.

이곳이 다시 상행하여 겨드랑이 아래에 들어가서 합한다.

지(支)근은 겨드랑이 뒤로 주행하여 위로 견갑(肩胛)을 감싸고 목을 따라 족태양경근의 앞으로 나와 귀 뒤의 완골에서 결합한다.

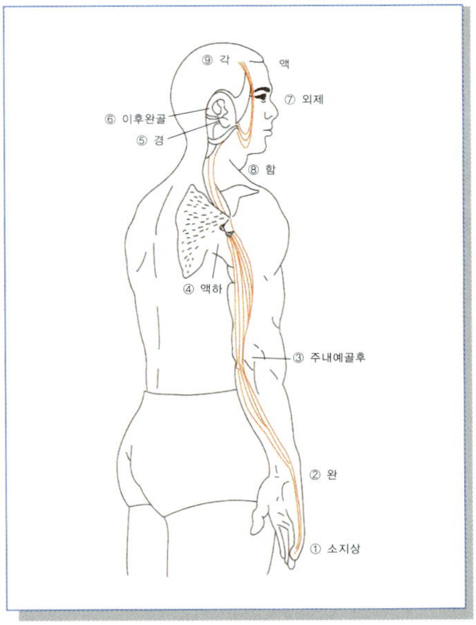

여기에서 분기된 근육은 귀 속으로 들어가고 직행하는 근은 귀 위로 나와서 하행하여 아래턱에서 결합하고 또 상행하여 목외각에 속한다.

◈ 족태양경근

족태양경의 근(筋)은 새끼발가락 위에서 시작하여 외측 복사뼈에서 결합하고 다시 위로 비스듬이 행하여 무릎 위에서 결합하며 발등에서 순행하는 한 분지는 발 외측 복사뼈를 따라 발꿈치에서 상행하여 오금에서 결합한다.

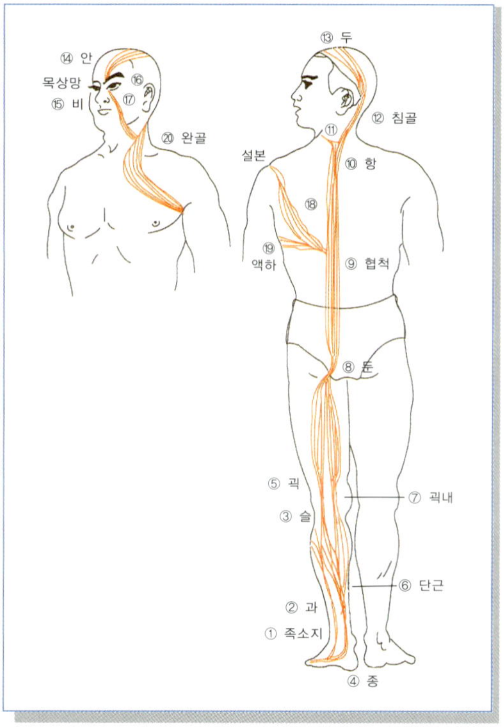

다른 분지는 장단지 외측에서 결합하고 상행하여 오금안에 이르러 발꿈치로부터 상행하여 오금에서 결합한 근과 병행하여 둔부에서 뭉치고 위로 척추를 끼고 목부위에 이른다.

여기에서 분기한 분지는 별도로 혀밑 끝으로 들어가 결합하는데 그 직행하는 것은 침골(沈骨)에서 뭉치고 두정으로 상행하여 안면으로 하행한 다음 코에서 결합한다.

하행하는 한 분지는 겨드랑이 외측으로부터 어깨쭉지에서 결합한다.

다른 한 분지는 결분혈로부터 분기하여 위로 비스듬이 행하여 광대뼈 부위로 나온다.

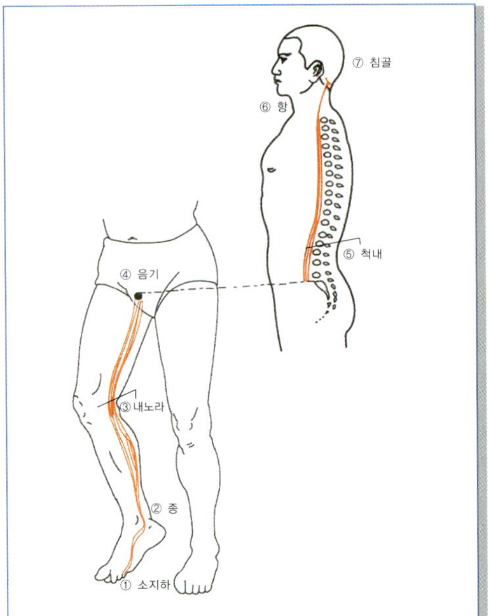

◈ 족소음경근

족소음경의 근(筋)은 새끼발가락의 아래에서 시작하여 족태양경근과 병행하며 다시 위로 비스듬이 행하여 안쪽 복사뼈 아래에 이르고 발꿈치에서 결합하며 아래로 족태양경근과 합하고 위로 내보골의 아래에서 뭉치는데 여기에서 족태음경근과 병행하여 위로 정강이 내측을 따라 음기에서 결합하고 또한 척추의 깊은 곳으로 척추 옆의 근육을 따라 상행하여 두정(頭頂)에 이르며 침골(沈骨)에서 뭉치고 족태양경근과 합한다.

◈ 수궐음경근

수궐음경의 근(筋)은 중지에서 시작하여 족태음경근과 병행하여 팔꿈치의 외측에서 결합하고 팔의 내측으로 상행하여 겨드랑이 아래에서 결합하며, 아래로 분포하여 전후로 양옆구리를 기는 데 그 근의 가지는 겨드랑이 아래에 들어가 가슴에 분포하고 횡격막에서 결합한다.

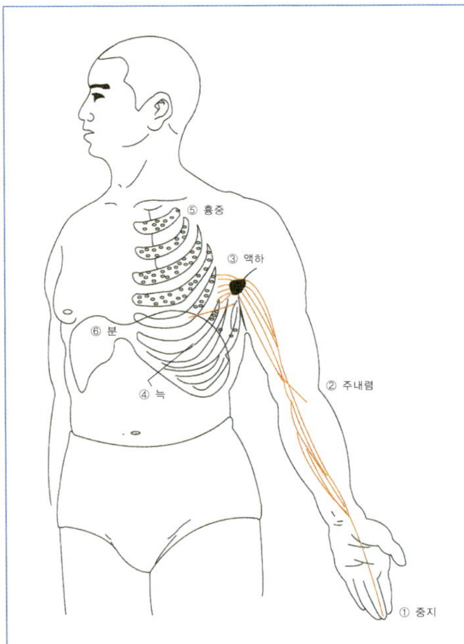

◈ 수소양경근

수소양경의 근(筋)은 새끼손가락 약지의 끝에서 시작하여 손목에서 결합하고, 다시 팔을 따라 상행하여 팔꿈치에서 결합한다.
위로 팔뚝의 외측을 돌아 어깨를 지나 목에 이르러 수태양경근과 합한다.
한 분지는 볼에 들어가 혀 밑부분에 연결된다. 다른 한 분지는 치아에 올라가서 귀 앞을 따라 눈의 외측방에 연계되며 위로 이마를 지나 이마각에서 결합한다.

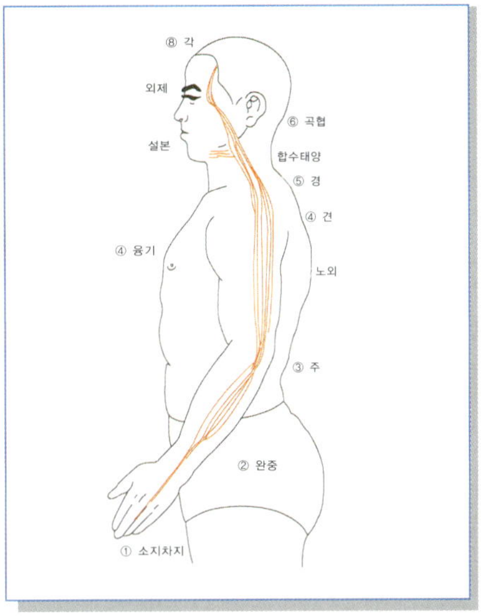

◈ 족소양경근

족소양경의 근(筋)은 새끼발가락과 네 번째 발가락에서 시작하여 상행하여 외측복사뼈에서 결합하고 경골의 외측을 따라서 위로 무릎의 외연에서 결합한다.
그의 한 분지는 별도로 외골보에서 시작하여 넓적다리 부위로 올라와 두 갈래로 나누는데 앞에 것은 복토혈 부위에서 결합하고 뒤에 것은 꽁무니뼈에서 결합한다.
그 직행하는 것은 상행하여 옆구리아래 부드럽고 빈 곳에 이르고 다시 겨드랑이 앞쪽에 올라와 옆으로 가슴을 지나 결분혈에서 결합한다.
그 직행하는 것은 위로 겨드랑이에서 나와 결분혈을 관통하여 족태양경근 전면으로 나온

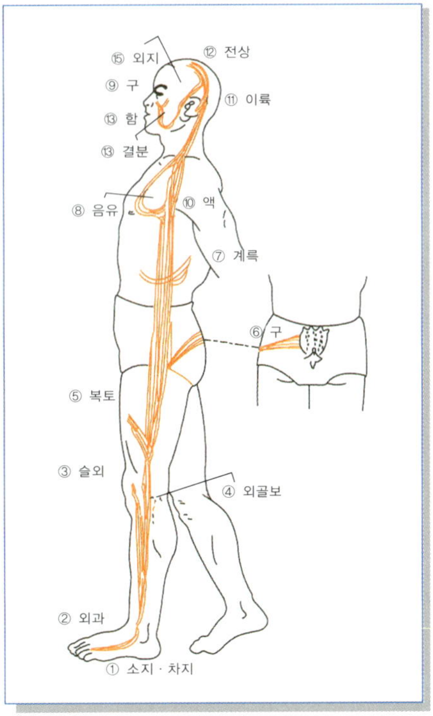

다음 귀 뒤를 따라 이마의 구석을 지나고 전정(塡頂) 위에서 교차하여 아래턱으로 내려와 위로 광대뼈에서 결합한다. 분기된 가지는 목의 외측에서 결합하여 외유(外維)가 된다.

◈ 족궐음경근

족궐음경의 근육은 엄지발가락 위에서 시작하여 상행하고 안쪽 복사뼈 앞에서 결합하고 다시 경골을 따라서 내보골의 아래에서 뭉치고 또한 정강이 내측을 따라 상행하고 앞의 음부에서 결합하고 족삼음 및 족삼양의 모든 경락의 근육에 연결된다.

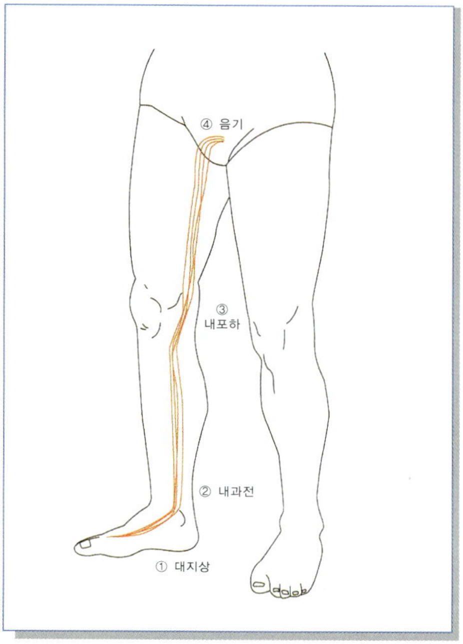

7. 경락개요

1) 경락이란?

경락(經絡)은 인체의 기혈이 운행되고 통과하고 연락되는 통로를 말한다. 장부(臟腑)와 사지 · 관절을 연결하며, 상 · 하 · 내외를 이어주는 통로이다.

경락(經絡)은 경맥(經脈)과 낙맥(絡脈)의 합칭이다. "경(經)"의 본뜻은 의복에서 세로로 난 실이며, "낙(絡)"의 본뜻은 "솜"인데, 전의(轉儀)되어 "망(網)", "연계" 등의 뜻으로 쓰인다. "맥(脈)"의 본뜻은 "혈맥(血脈)"으로서 인체의 기혈과 매우 밀접한 관계가 있다.

"경락(經絡)"의 "낙(絡)"에는 "망(網)"이란 뜻이 있는데, 낙맥(絡脈)은 경맥에서 갈라져 나온 각지로서 경맥보다 작고 종횡으로 교차하여 전신에 분포한다. 즉, 경맥은 대부분 장부의 깊은 부분에 위치하며 일정한 순행경로가 있고 낙맥은 가로 세로 그물처럼 전신을 감싸고 있어 체표의 얕은 부분에 연결되어 인체를 하나의 온전한 유기체로 구성한다. 즉 경락이란 전신의 기, 혈을 운행하고 장부와 사지, 관절을 연결하고 상 · 하 · 내 · 외를 연계시키는 통로이다.

경락의 흐름을 고속도로에 비교하면 이해하기 쉽다. 경부선처럼 길게 이어져 있고, 그 중간의 중요 지점마다 휴게소가 있다. 고속도로는 경락이고 휴게소는 경혈이다.

손과 발에 각각 대칭으로 6개씩 흐르는 12경락은 간(肝), 심(心), 비(脾), 폐(肺), 신(腎)의 오장과 담(膽), 소장(小腸), 위장(胃腸), 대장(大腸), 방광(膀胱), 삼초(三焦)의 육부(六腑)에 심포(心包)라는 장부를 보탠 6장(臟) 6부(腑), 즉 12장부에 연결된다. 김홍경 선생은 "경락은 살아 움직이는 의식과 감정의 통로"라고 가설하였다.

※참고 : 경혈이란, 경락선상에 있으면서 오장육부의 반응을 민감하게 나타나는 점을 말하며 자극 시 몸속의 장부에 영향을 미친다.

(1) 경락의 기능

인체의 조직과 장기에 밀접한 관계를 갖고 있으며 생리기능과 병리현상에 중요한 기능을 갖는다.

① 인체의 이상을 나타낸다.
② 외부로부터의 자극을 내부로 전달한다.
③ 기혈운행과 인체 영양공급기능을 한다.
④ 외부로부터의 병 침입 전달로이다.

(2) 경락의 구성

- 경락
  - 경맥
    - 12경맥
      - 수삼음경
        - 수태음폐경
        - 수궐음심포경
        - 수소음심경
      - 수삼양경
        - 수양명대장경
        - 수소양삼초경
        - 수태양소장경
      - 족삼음경
        - 족태음비경
        - 족궐음간경
        - 족소음신경
      - 수삼양경
        - 족양명위경
        - 족소양담경
        - 족태양방광경
    - 12경별
    - 12경근
    - 기경팔맥
      - 임맥
      - 독맥
      - 대맥
      - 충맥
      - 양유맥
      - 음유맥
      - 양교맥
      - 음교맥
  - 락맥
    - 15락
    - 손락
    - 유락

2) 12경락의 흐르는 방향과 임 · 독맥

12경락에는 상반신을 흐르는가, 하반신을 흐르는가, 체표를 지나는가, 체내를 지나는가, 어느장부와 관계하는가 하는 상황에 따라 명칭이 붙어 있다. 상반신을 지나는 것은 수경(水經), 하반신을 지나는 것은 족경(足經)이라는 명칭이 붙는다. 몸의 바깥쪽이나 등쪽을 지나는 것은 양경(陽經), 몸의 안쪽이나 복부쪽을 지나는 것은 음경(陰經)이라 불린다.

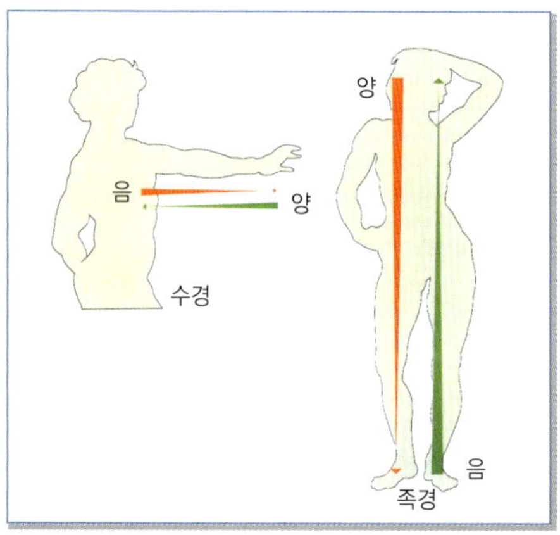

간 · 심 · 비 · 폐 · 신에 심포를 보탠 여섯 장(藏)은 담 · 위 · 대장 · 소장 · 방광 · 삼초의 여섯 부(腑)와 비교하면, 상대적으로 몸의 안쪽에 위치해 있다.

따라서 12경락 중 오장에 해당하는 것들은 음경락을 이루어 인체의 안쪽(가슴, 팔, 다리의 안쪽)을 흐르고, 육부에 해당하는 것들은 양경락을 이루어 인체의 바깥쪽(등, 팔, 다리의 바깥쪽)으로 흐른다.

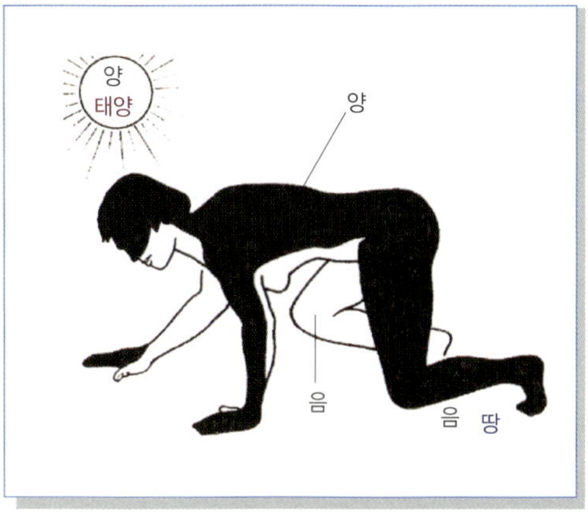

음경과 양경의 명칭은 또한 그 경락의 순행 경로를 나타내는 것이다. 손의 양경은 손가락끝에서 얼굴를 향해 흐르고, 발의 양경은 얼굴에서 발가락끝을 향해 흐른다. 한편 손의 음경은 가슴쪽에서 손가락끝을 향해 흐르고, 발의 음경은 발가락끝(발바닥)에서 복부쪽으로 흐른다.

12경락에서 팔로 흐르는(수경) 6경락 중에서 3경락은 음경락인 수삼음경이며 나머지 3경락은 양경락인 수삼양경이다.

12경락에서 다리로 흐르는(족경) 6경락 중에서 3경락은 음경락인 족삼음경이며 나머지 3경락은 양경락인 족삼양경이다.

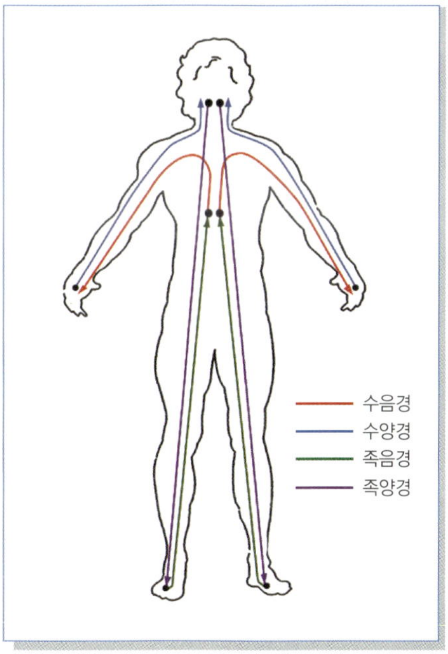

한의학에서는 하늘의 여섯 기운인 육기(六氣)는, 흔히 기후에 비유하여 풍(風 · 바람), 한(寒 · 추위), 조(燥 · 건조함), 습

(濕 · 습기), 서(暑 · 더위), 화(火 · 불)라 부르는데 이를 다른 이름으로 궐음(厥陰), 태양(太陽), 양명(陽明), 태음(太陰), 소음(少陰), 소양(少陽)이라고도 한다.
여기서 양명, 태양, 소양은 삼양이고 태음, 소음, 궐음은 삼음이다.
12경락은 출발점이 손이냐 발이냐에 따라 6경씩 양분되며, 다시금 이 삼양과 삼음에 결부된다. 따라서 하나의 맥의 명칭은 다음과 같은 것을 나타낸다.

① 수태음폐경 → 수양명대장경 → 족양명위경 → 족태음비경
② 수소음심경 → 수태양소장경 → 족태양방광경 → 족소음신경
③ 수궐음심포경 → 수소양삼초경 → 족소양담경 → 족궐음간경

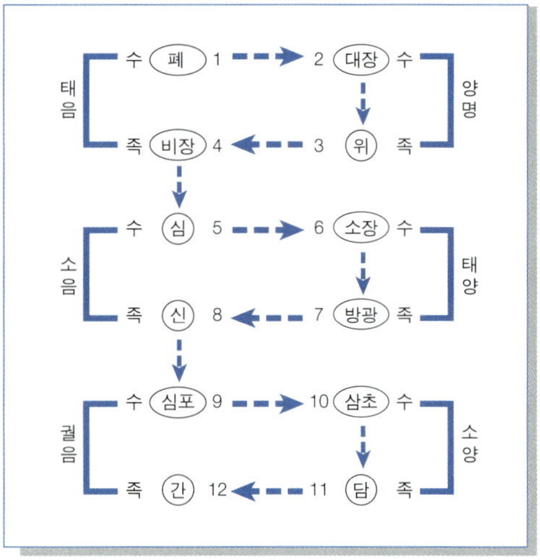

세 개의 마디를 이루는 네 경락은 좌우대칭이다. 첫 번째 순환의 경우 태음경 - 양명경 - 양명경 - 태음경으로 좌우대칭을 이루고 있으며, 다른 두 순환도 마찬가지이다.

경맥 중의 기 · 혈 운행은 순환에 주위를 기울여야 하며, 수태음 폐경에서 시작하여서 순서대로 돌아서 족궐간경에 도달 했다가 다시 순환하여 수태음폐경에 도착하는 처음과 끝이 관계를 가지고 끝없이 둥글게 순환하는 것이다.
이러한 순환을 하루에 50회 정도 순행한다.

3) 12경락과 임 · 독맥의 순행로

◈ 수태음폐경

수태음폐경(手太陰肺經)은 폐가 주관하는 경맥으로 폐에 소속하며 대장과 연락되어 서로 표리를 이룬다. 체내에서는 삼초(중완)에 시작하여 아래로 내려가 대장을 락하고 위로 올라가 횡격막을 뚫고 올라가 폐에 소속되고 다시 기관을 따라 올라가 중부에서 비경과 교회하고 옆 겨드랑이 밑으로 나와 체표의 상지 요측(橈側)을 따라 내려와 손목의 요골경상돌기의 옆으로 와 어제(魚際)혈에 이르고 엄지손가락의 끝에서 끝난다. 지맥은 손목 위(열결)에서 둘째 손가락의 안쪽끝으로 나가 수양명대장경과 연접된다. 폐는 기를 주간하고 호흡을 담당하며 선발숙강(宣發肅降 : 열을 발산하여 기운이 내려가게함) 작용을 하고 수도(水道)를 소통시키며 밖으로는 피모(皮毛)에 부합하고 코로 통한다.

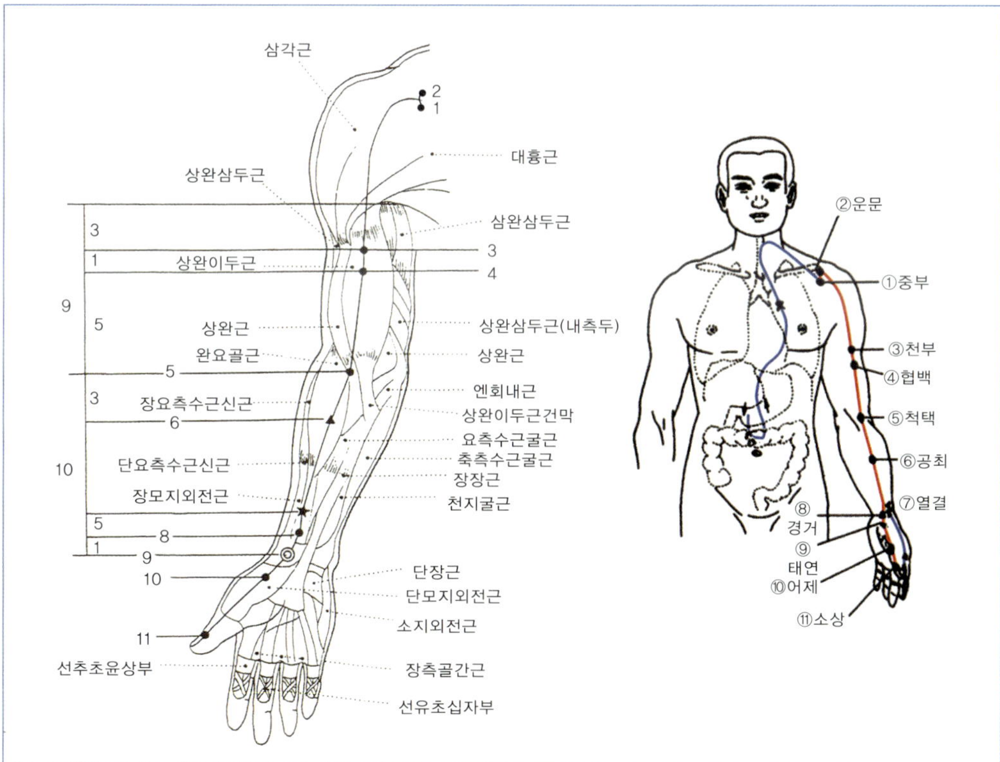

◈ 수양명대장경

수양명대장경(手陽明大腸經)은 대장(대장)이 주관하는 경맥으로 대장에 소속되고 폐와 연락되어 표리관계를 이룬다. 본경은 수태음폐경에서 이어져 둘째손가락 끝 안쪽(상향)에서 시작하여 둘째손가락 안쪽 가장자리를 따라(이간, 삼간) 제 1, 2중수골 사이(합곡)에서 위로 나와 두 힘줄 가운데(양계)로 들어갔다가 상지의 양면(陽面)요측을 따라 상행하여 어깨부위를 지나 견봉의 앞쪽으로 나왔다가 다시 올라가 대추(大椎)혈에서 회합하고 되돌아 결분혈로 들어가 폐와 락(絡)하고 횡격막을 거쳐 대장에 소속된다. 지맥(지맥)은 볼(볼)에서 아랫니로 들어가고 입술을 감돌아 인중(人中)혈에서 교회하여 왼쪽의 경맥은 오른쪽으로 오른쪽의 경맥은 왼쪽으로 주행하고 코의 측면을 따라 올라가 족양명위경과 교차된다.

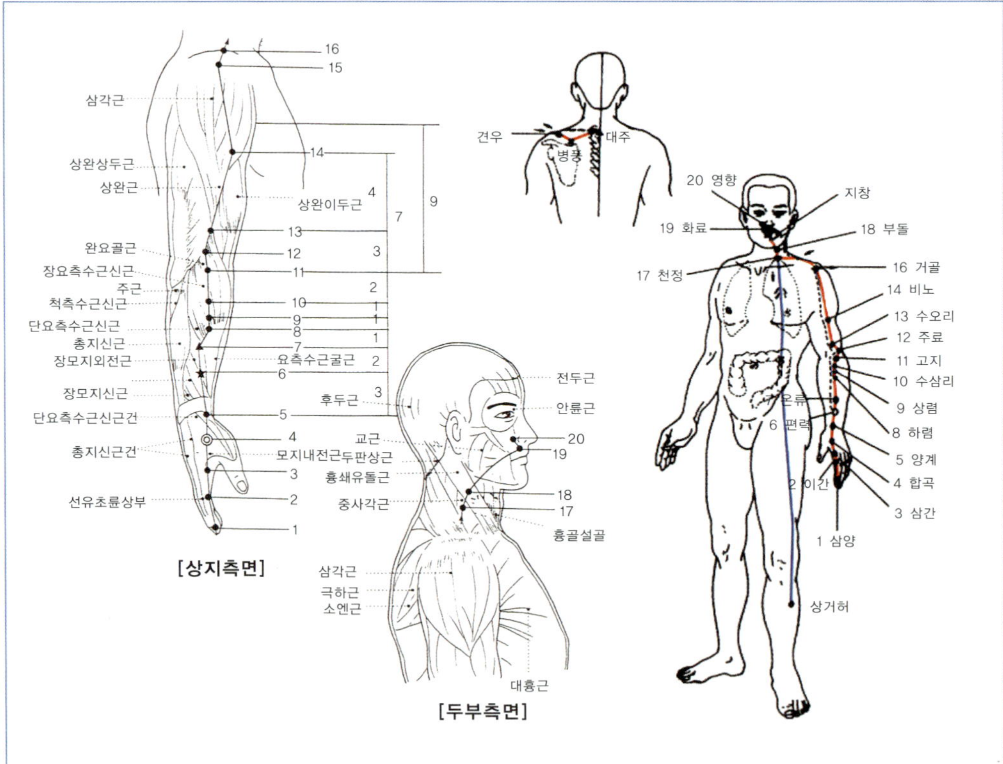

[상지측면]

[두부측면]

◈ 족양명위경

족양명위경은(足陽明胃經)은 위가 주관하는 경맥으로 위에 소속되고 비장으로 연락되어 표리관계를 이룬다. 본경은 수양명대장경에서 이어져 인체표면의 승읍혈에서 시작되어 윗니로 들어가고 입술을 감돌아 승장(承漿)혈에서 만난다. 되돌아서 뺨의 후면 아래쪽으로 가서 대영혈에서 가행하여 후롱을 따라 내려가 결분혈로 들어가고 횡격막을 지나 위에 소속되고 비장에 연락된다. 결분혈 체표에서 하향하여 유방을 지나 배꼽 옆을 따라 내려가 기충혈에 도달하여 내외가 회합한다. 대퇴전방으로 내려가 슬개골을 거쳐 경골의 외측을 따라 내려가며 발등을 지나 둘째 발가락 바깥쪽 끝에서 끝난다. 발등에서 엄지발가락으로 들어가 족태음비경과 이어진다.

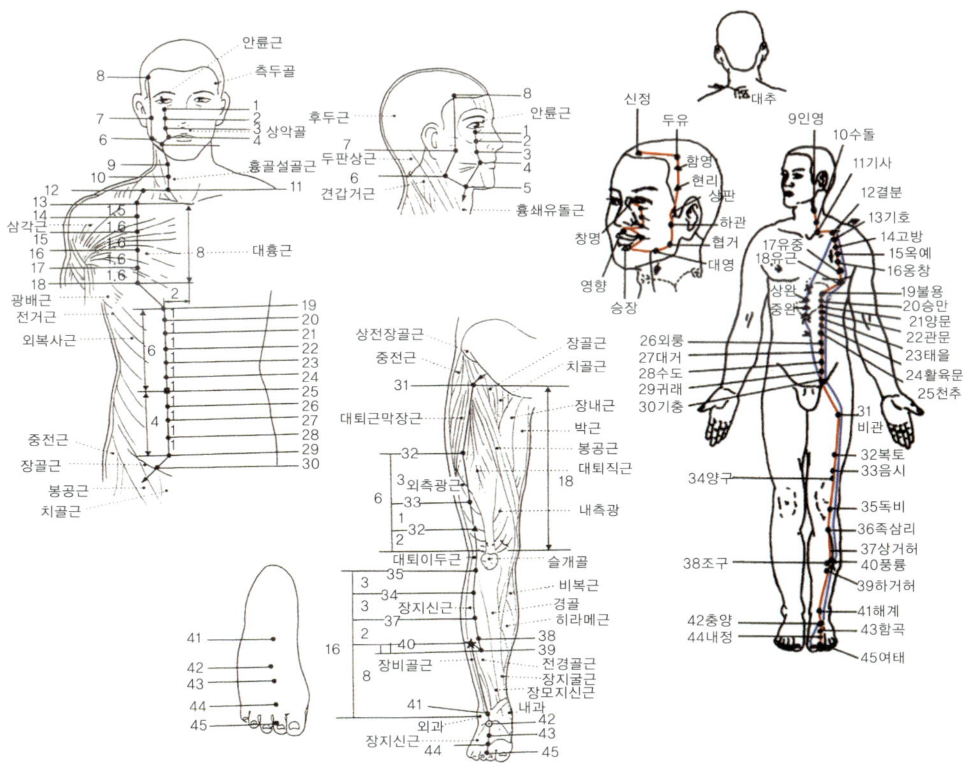

◈ 족태음비경

족태음비경(足太陰脾經)은 비장이 주관하는 경맥으로 비장에 소속되고 위와 연락되어 표리관계를 이룬다. 본 경맥은 족태양위경에서 이어져 엄지발가락 끝(은백)에서 시작되고 적백육제사이(대도)를 따라 엄지발가락 본절골을 거쳐 안쪽 복사뼈 앞쪽(상구)으로 하여 장딴지로 올라가 경골의 뒤를 따라 상행하여 안쪽 복사뼈 위 8촌에서 족궐음간경의 앞으로 교차하여 나오고 무릎(슬관절)을 지나 대퇴부를 거쳐 복강안(배)으로 들어가 비장에 소속되고 위와 연락된다. 위에서 횡경막을 거쳐 인후를 끼고 올라가 혀뿌리에 연결되고 혀밑에 분포된다. 지맥은 위에서 따로 나와 횡경막을 뚫고 심장에 들어가 수소음심경과 서로 접한다.

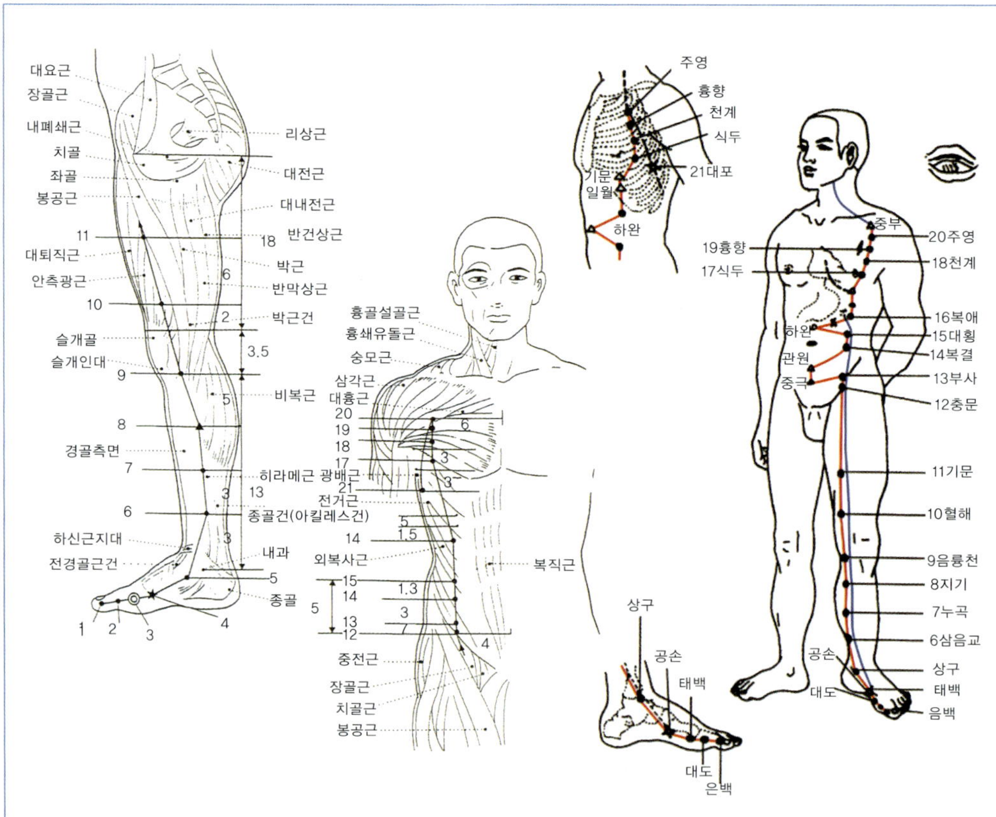

◈ 수소음심경

수소음심경(手少陰心經)은 심장이 주관하는 경맥으로 심장에 소속되고 소장과 연락되어 표리관계를 이루고 족태음비경과 서로 접한다. 본 경맥은 심장에서 시작되는데 12정경 중 유독 수소음심경만이 그 소속 장에서 비롯되고 다른 경맥은 소속되는 장부가 아닌 다른 부위에서 시작되어 흐르다가 해당 장부에 소속되는데 이것이 수소음심경의 특징이다. 심장에서 시작되어 심장과 연계되어 있는 부속 맥락을 따라 인후를 끼고 위로 올라가서 목계와 이어진다. 직행하는 맥은 심장에서 폐로 행하고 겨드랑이 아래로 나와서 상완의 내면에서 척골측으로 내려가서 손등 뒤 뾰족한 뼈의 신문혈 끝에 이르고 손바닥 안 뒤쪽(소부)으로 들어가 새끼손가락 안쪽 끝(소충)에서 끝나며 수태양소장경과 교차된다.

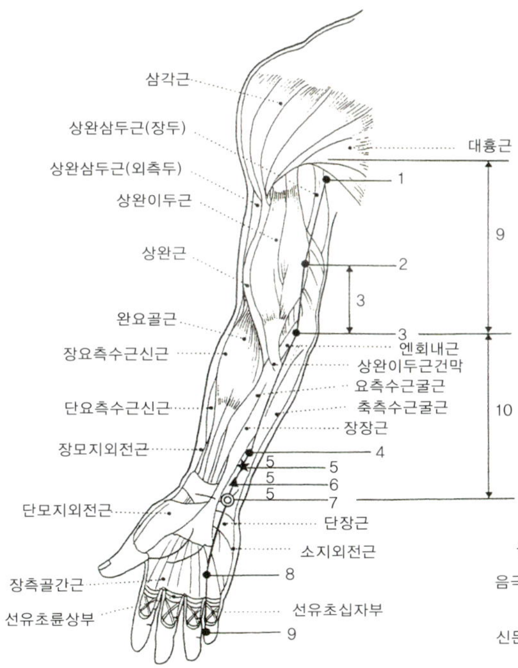

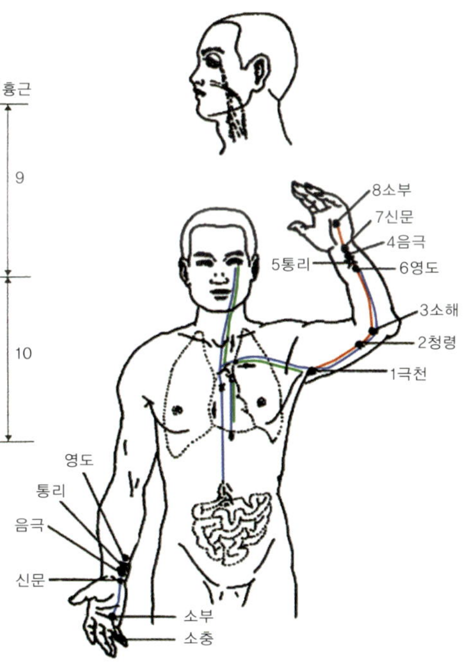

◈ 수태양소장경

수태양소장경(手太陽小腸經)은 소장이 주관하는 경맥으로 소장에 소속되며 심장과 연락되어 표리관계를 이루고 소지에서 수소음심경맥과 접한다. 본 경맥은 새끼손가락의 외측 끝(소택)에서 시작하여 손바깥쪽(후계)을 따라 팔목에 올라가서 복사뼈 가운데로 전완의 척골 따라 올라가 견갑골 후방의 뼈 사이로 나온다. 견갑을 감아 돌아 좌우로 교차하여 행하다 대추에서 만나며 아래로 결분혈로 들어가 심장에 연락하고 다시 횡격막을 지나 위에 닿고 소장에 소속된다. 그 중 한 가닥은 결분혈에서 경추부위와 볼을 지나 외안각에 이르고 귓속으로 들어간다. 다른 한 지맥은 볼에서 갈라져 콧마루를 끼고 올라가 내안각에서 족태양방광경과 연결된다.

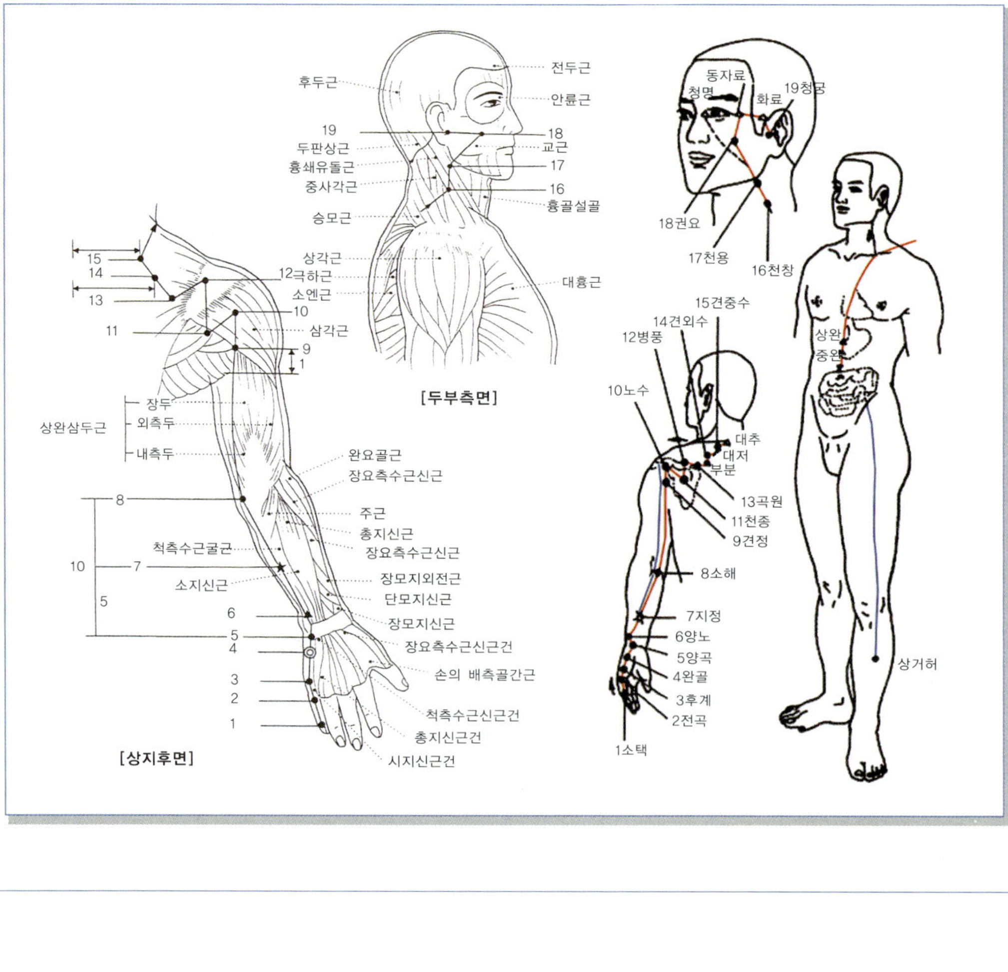

◈ 족태양방광경

족태양방광경(足太陽膀胱經)은 방광이 주관하는 경맥으로 방광에 소속되고 신장과 연락되어 표리관계를 이룬다. 수태양소장경에서 이어져 내안각(정명)에서 시작되어 이마를 거쳐 두정부(백회혈)에서 교회하는데 한 분지는 두정부에서 귀의 위 모서리에 이르고 직행하는 경맥은 두정부에서 뇌 속으로 들어갔다가 다시 나와 목 뒤로 하행한다.

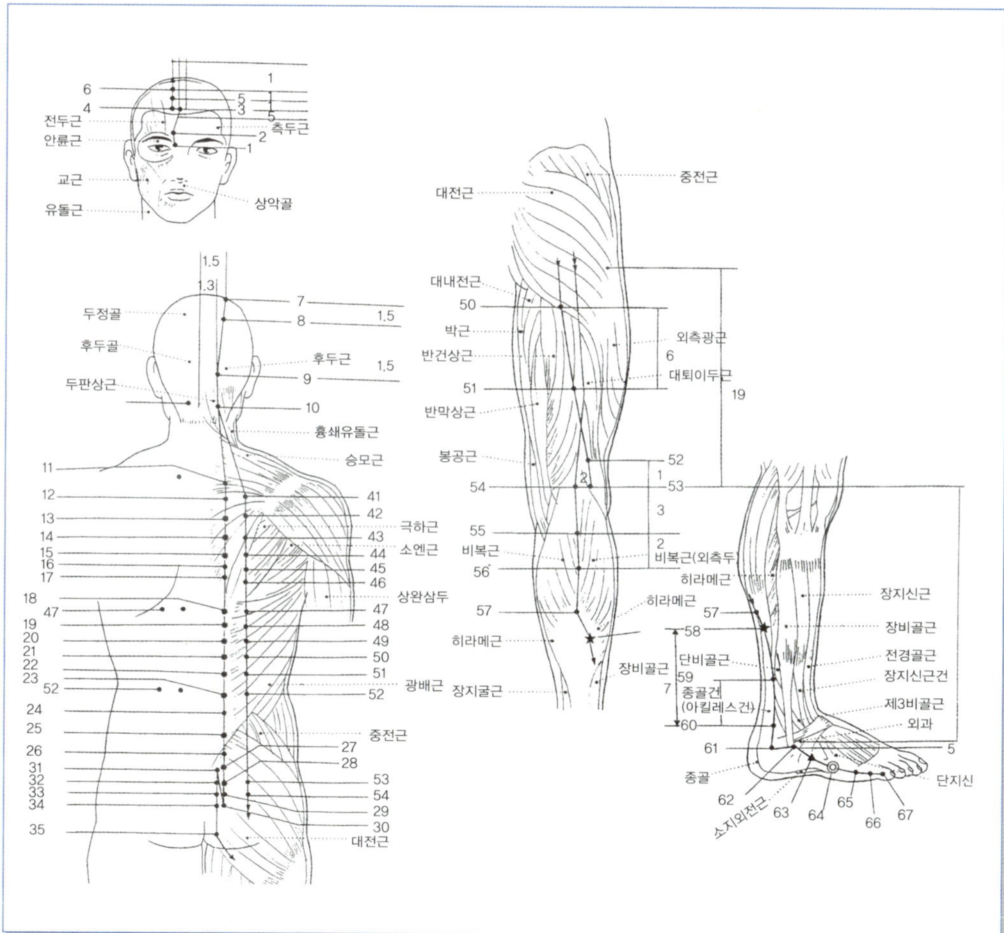

견갑골 내측을 따라 척추 양쪽으로 내려가 허리를 지나 미골부에서 안으로 깊이 들어가서 신장에 연락되고 방광에 소속된다. 체표에서는 허리에서 계속 하행하여 둔부를 지나 슬와에 들어간다.

다른 한 지맥은 좌우 견갑골 내측에서 척추를 끼고 안쪽에서 하행하여 둔부를 지나 허벅다리 바깥쪽 뒤를 따라 내려와서 무릎에서 다른 분지와 만난 후 종아리 부위를 지나 발목 복사뼈 뒤(곤륜)을 거쳐 발등의 새끼발가락 외측 말단에서 족소음신경과 연결된다.

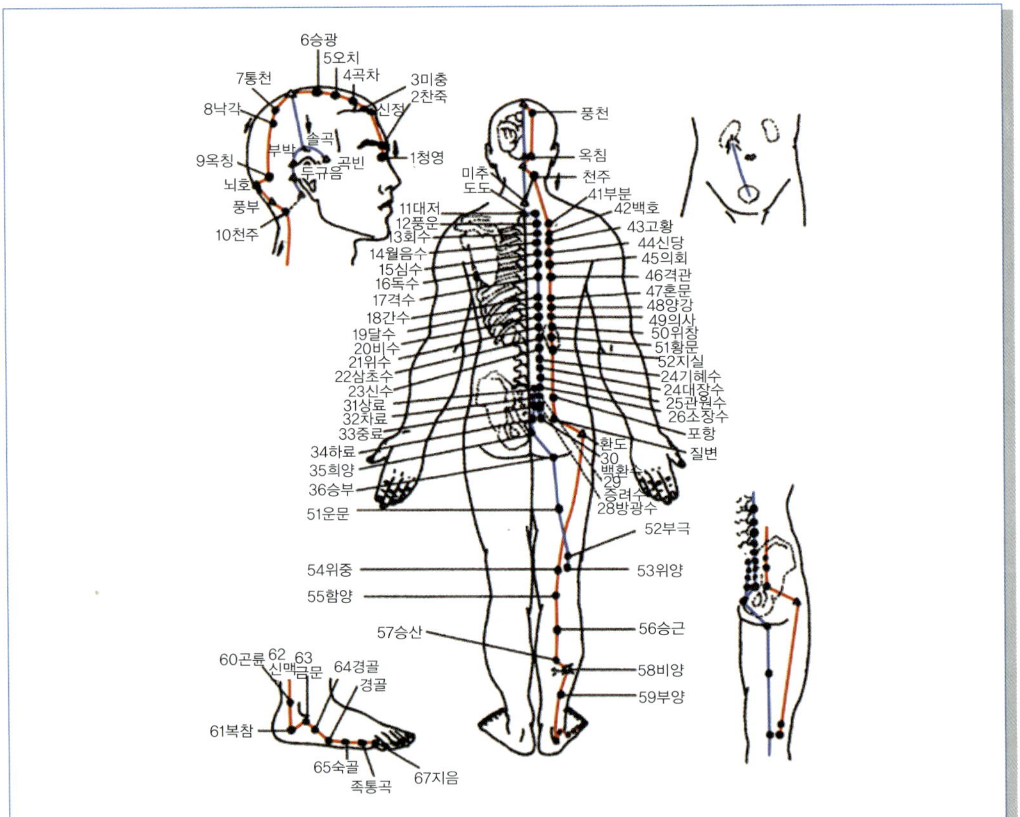

◈ 족소음신경

족소음신경(足少陰腎經)은 신장이 주관하는 경맥으로 신장에 소속되고 방광과 연락되어 표리 관계를 이룬다. 족태양방광경에서 이어져 새끼발가락 아래에서 시작되어 발바닥 가운데(용천)로 비스듬히 가로질러 발목 복사뼈 앞의 연곡혈(然谷)에 이른 후 복사뼈 뒤(태계)를 따라 발 뒤꿈치로 돌아 들어가 장딴지 속(부류)으로 올라가 오금 안쪽(음곡)으로 나와 허벅다리 안쪽 뒤 가장자리를 따라 올라가 척추를 뚫고 들어가 신장에 소속되고 방광과 연락된다. 직행하는 경맥은 신장에서 상행하여 간장을 지나 횡경막을 거쳐 폐에 들어가서 기관을 따라 올라가 혀밑에 이른다. 한분지는 폐에서 심장과 연결되고 가슴속으로 들어가 수궐음심포경과 교차한다.

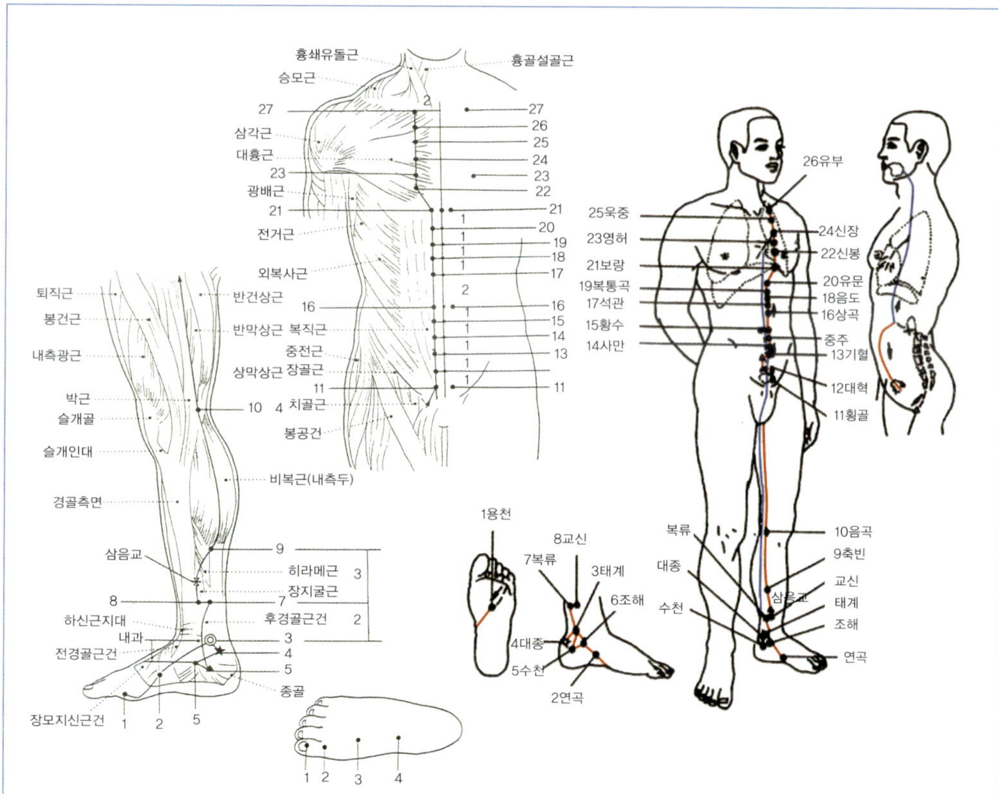

◈ 수궐음심포경

수궐음심포경(手厥陰心包經)은 심포가 주관하는 경맥으로 심포락에 소속되고 삼초와 연락되어 표리 관계를 이룬다. 족소음신경에서 이어져 가슴에서 시작되며 심포락에 소속되고 아래로 횡경막을 지나 차례로 상 · 중 · 하 삼초에 연락된다. 한 지맥은 가슴에서 아래로 내려가 옆구리(늑골)을 지나서 겨드랑이 아래 3촌이 되는 곳(천지)에서 다시 상행하여 겨드랑이 밑에 다다른다. 여기서 상지의 내측을 따라 수태음폐경과 수소음심경 사이로 내려와 팔꿈치(곡택)로 들어간다. 팔뚝으로 내려와 두 힘줄사이를 따라 손바닥(노궁)에 이른 후 가운데 손가락(중충)에 다다른다. 지맥은 손바닥에서 분리되어 넷째손가락 끝에 이르러 수소양삼초경과 교차한다.

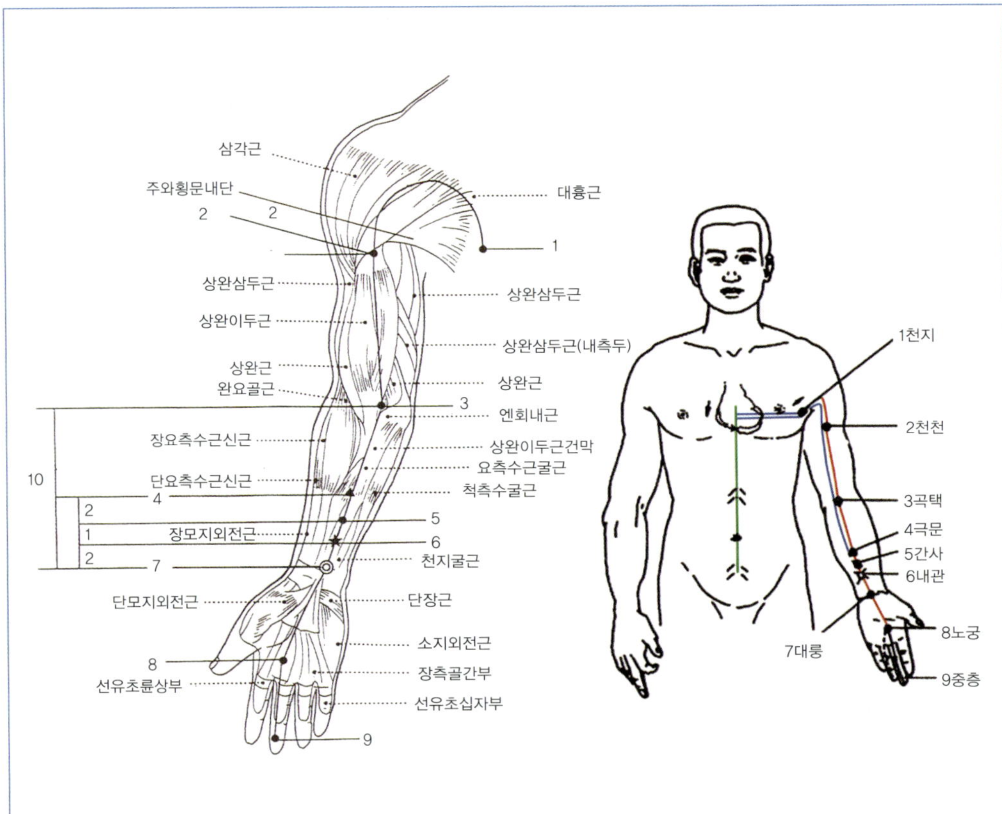

◈ 수소양삼초경

수소양삼초경(手少陽三焦經)은 삼초경이 주관하는 경맥으로 삼초에 소속되고 심포와 연락되어 표리관계를 이룬다. 수궐음심포경에서 이어져 네째손가락(관충혈)에서 시작하여 제4, 5중수골 사이로 올라가 손등을 따라 손목까지 상행한다. 전완 신측의 척, 요골사이로 나와 팔꿈치(주관절)을 지나 상완의 외측을 따라 어깨에 올라가 족소양경의 뒤로 나온 후 결분혈에 이르고, 유방사이의 단중에서 심포와 연락된다. 횡격막을 뚫고 차례로 상, 중, 하 삼초에 연락된다. 그 중 한 지맥은 단중에서 상행하여 결분혈로 나와 목 옆쪽을 따라 올라가 귀바퀴 뒤를 기고 곧추 올라가 귀 외쪽으로 나와서 다시 구부러져 볼부위를 돌아 안와아래 부위에 이른다. 다른 한 지맥은 귀 뒤에서 귀속으로 들어간 후 다시 귀 앞으로 나와 족소양담경의 객주인혈 앞을 지나 뺨에서 교회한다. 그리고 상행하여 외안각에 이르러 족소양담경과 교차한다.

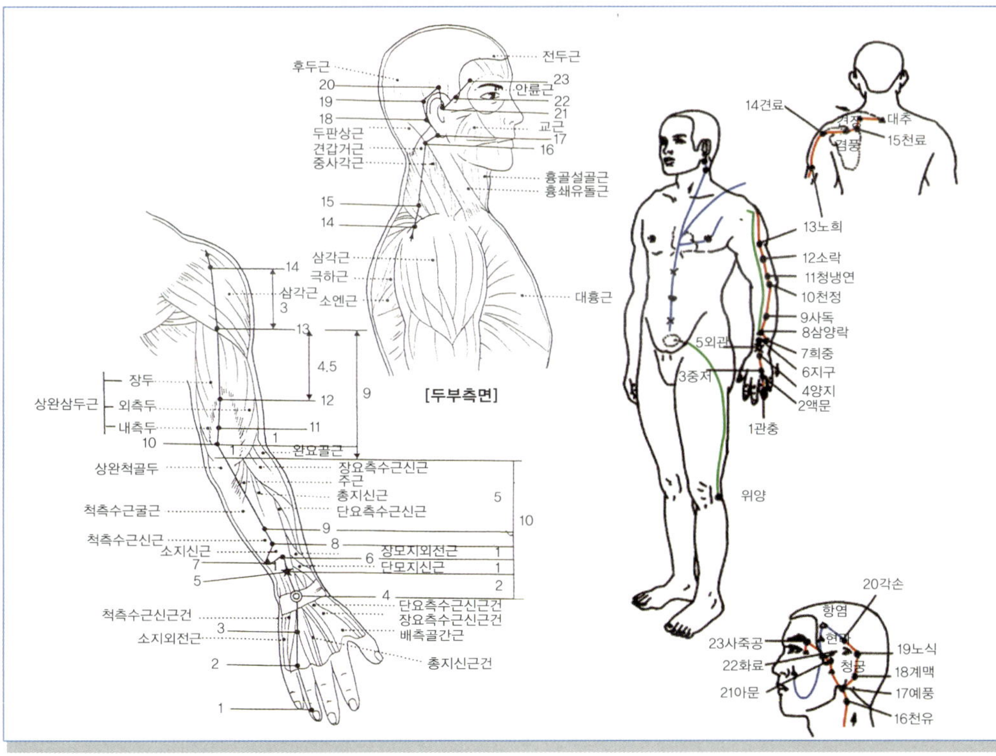

◈ 족소양담경

족소양담경(足少陽膽經)은 담낭이 주관하는 경맥으로 담낭에 소속되고 간과 연락되어 표리관계를 이룬다. 수소양삼초경에서 이어져 외안각(동자료혈)에서 시작되며 이마까지 상행했다가 다시 내려와 귀 뒤에 이른 후 목 옆을 따라 수소양삼초경의 앞으로 순행하고 어깨에서 수소양삼초경의 뒤에서 교차된 후 결분혈로 들어간다. 다른 한 지맥은 귀 뒤에서 귀속으로 들어가고 다시 귀 앞으로 나와 외안각의 뒤에 이른다.

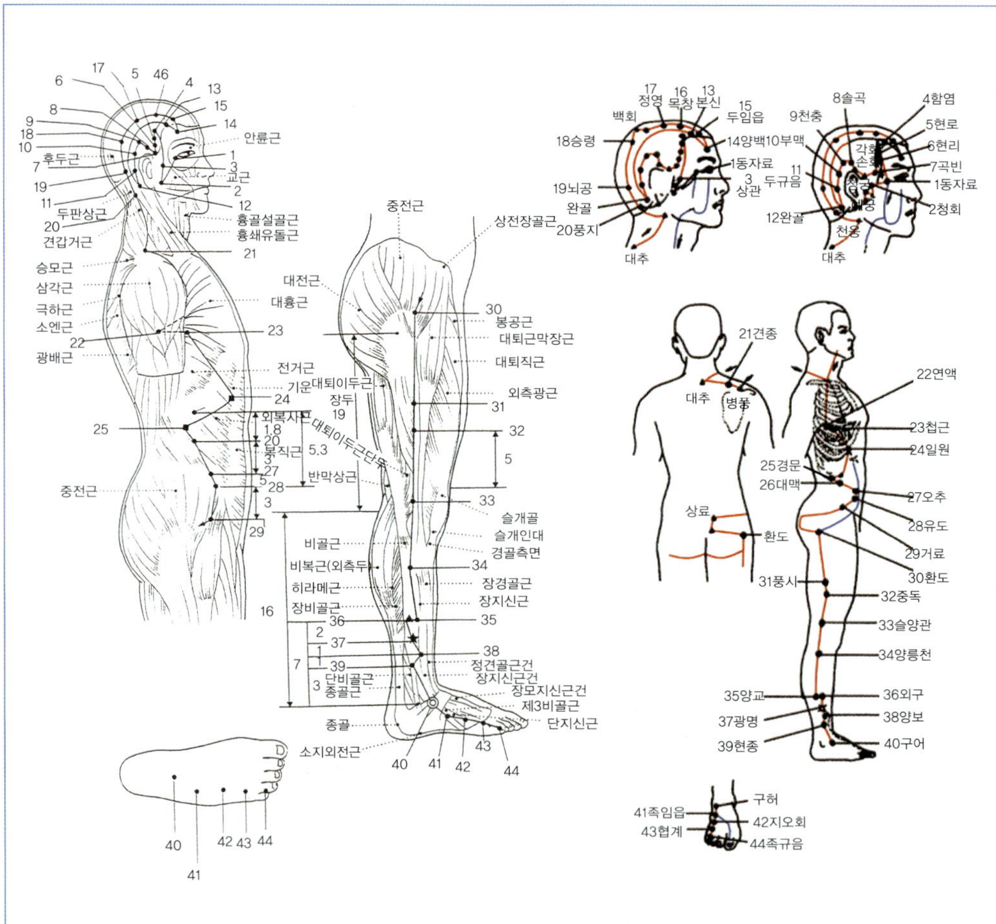

다른 한 지맥은 외안각에서 갈라져 나와 밑으로 대영혈에 이른 후 수소양삼초경과 눈 밑에서 만난 후 관지뼈를 거쳐 협거혈에 이르고 경부를 순행한 후 본경의 결분혈에 먼저 온 경락과 합하여 가슴에 이르고 횡경막을 통과한 후 간에 연락되고 담낭에 소속된 후 담낭에서 옆구리의 내측을 따라 하행하는데 기가를 지나고 음모부위를 돌아 옆으로 가서 고관절(환도)에 들어간다.

바로 가는 가닥은 결분혈에서 겨드랑이로 내려가고 가슴에서 옆구리를 지나 다시 아래로 내려가 먼저 온 가락과 환도혈에서 만난다.

그리고 하지외측(허벅다리 바깥쪽)을 따라 내려가 무릎 바깥쪽(양릉천)을 거쳐 바깥쪽 발목 복사뼈 위의 절골혈에 이른다. 하행하여 발목 복사뼈 앞으로 나오고 발등을 따라 새끼발가락과 네 번째 발가락의 말단으로 나온다.

발등에서 한 가락은 갈라져 엄지발가락과 둘째발가락 사이로 들어가고 엄지발가락의 내측을 따라 끝에 이른 후 여기서 다시 돌아 발톱을 뚫고 지나 발톱 뒤의 털이 있는 곳에서 족궐음간경과 만난다.

◈ 족궐음간경

족궐음간경(足厥陰肝經)은 간이 주관하는 경맥으로 간에 소속되고 담낭과 연락되어 표리를 이룬다.

본 경맥은 족소양담경에서 이어져 엄지발가락의 털난 곳 주변에서 시작되고 발등을 따라 안쪽 발목 복사뼈 앞 1촌되는 곳에 이른 후 다시 안쪽 발목 복사뼈 상방 8촌되는 곳에서 족태음비경의 뒤로 교차되어 나오고 슬와의 내측으로 올라가 허벅지 내측을 따라 상행하여 음모 있는 곳으로 들어가서 생식기를 거쳐 아랫배에 이른 후 위를 끼고 상행하여 간에 속하고 담낭과 연락된다.

다시 상행하여 횡경막을 뚫고 갈빗대에 분포되며 기관의 뒤쪽을 따라서 올라가 하악골을 지나 눈과 연계되고 이마로 나와서 정수리(백회혈)에서 독맥과 회합한다. 한 지맥은 안구에서 볼 안쪽으로 내려가 입술 안을 감돈다. 다른 한 지맥은 간에서 갈라져 나와 횡경막을 뚫고 폐에 들어간다(여기서부터 수태음경과 만난다).

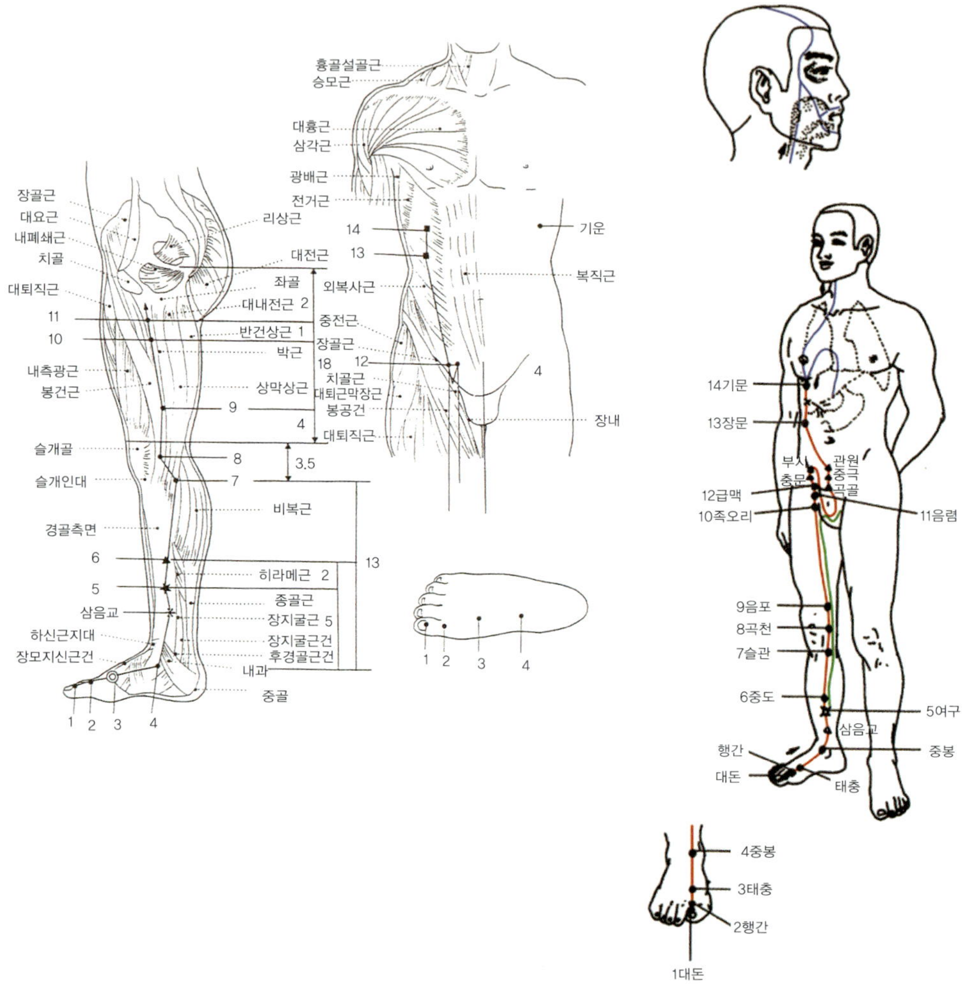

흉골설골근
승모근
대흉근
삼각근
광배근
전거근
14
13
기운
복직근
외복사근
중전근
장골근
18
12
치골근
대퇴근막장근
봉공건
4
장내
대퇴직근
장골근
대요근
내폐쇄근
치골
리상근
대전근
좌골
대퇴직근
대내전근 2
11
반건상근 1
10
박근
내측광근
봉건근
상막상근
9
4
슬개골
8
3.5
슬개인대
7
비복근
경골측면
6
히라메근 2
13
5
종골근
삼음교
장지굴근 5
하신근지대
장지굴근건
장모지신근건
후경골근건
내과
중골
1 2 3 4
1 2 3 4
14기문
13장문
부사
충문
관원
중극
곡골
12급맥
10족오리
11음렴
9음포
8곡천
7슬관
6중도
5여구
삼음교
중봉
행간
대돈
태충
4중봉
3태충
2행간
1대돈

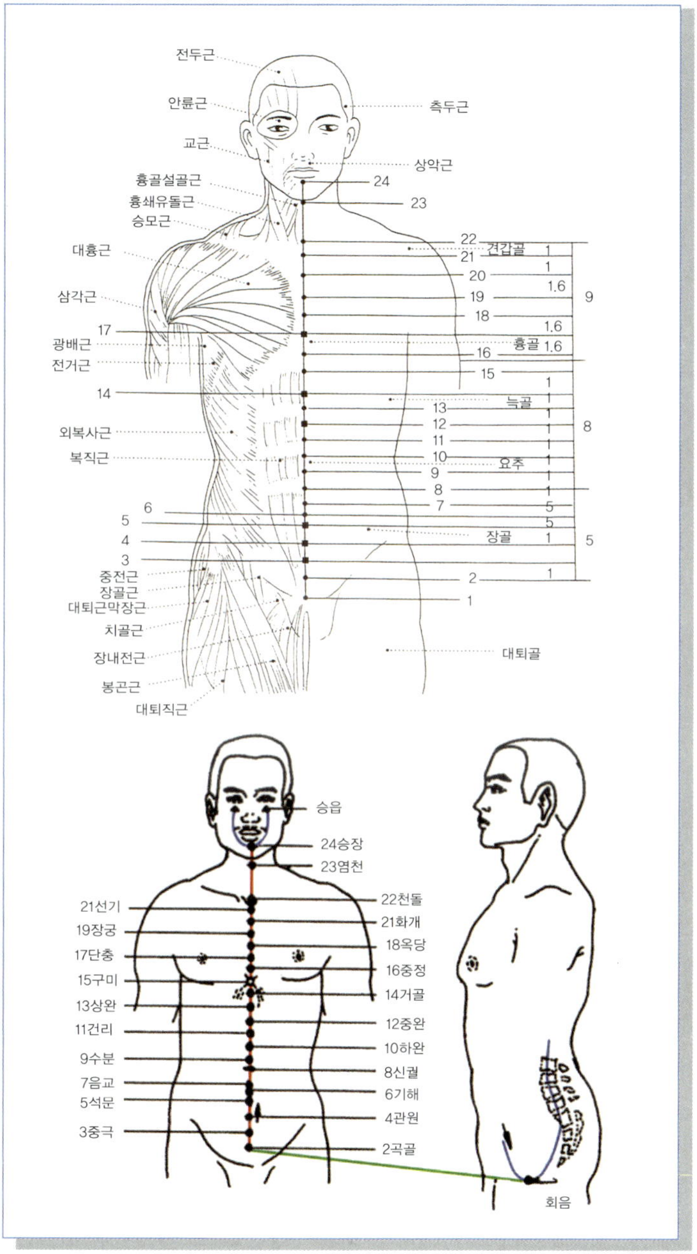

◈ 임맥(任脈)

임맥은 중극혈의 아래 회음부에서 시작하여 전음으로 상행하여 복부의 정중선을 따라 배꼽, 흉부, 목의 중앙에 이르고 위로 올라 아랫입술의 중앙에 온다. 여기서 갈라져 구륜근을 돌고 안륜근에서 그친다. 이곳에서 양교맥과 족양명 위경맥과 연접한다.

이 음경맥은 전신의 음경맥을 담당한다.

◈ 독맥(督脈)

독맥은 먼저 회음부에서 시작하여 미골의 장강혈을 지나 척추 속으로 들어가 등의 척추중앙선을 따라 위로 순행 풍부형을 거쳐서 뇌 속에 들어갔다가 정수리(백회)를 넘어 얼굴의 윗잇몸의 정중앙에 이른다. 순행과정에는 척수, 뇌 및 각 양경과 서로 연계되었으니 양경맥에서는 대표적이다.

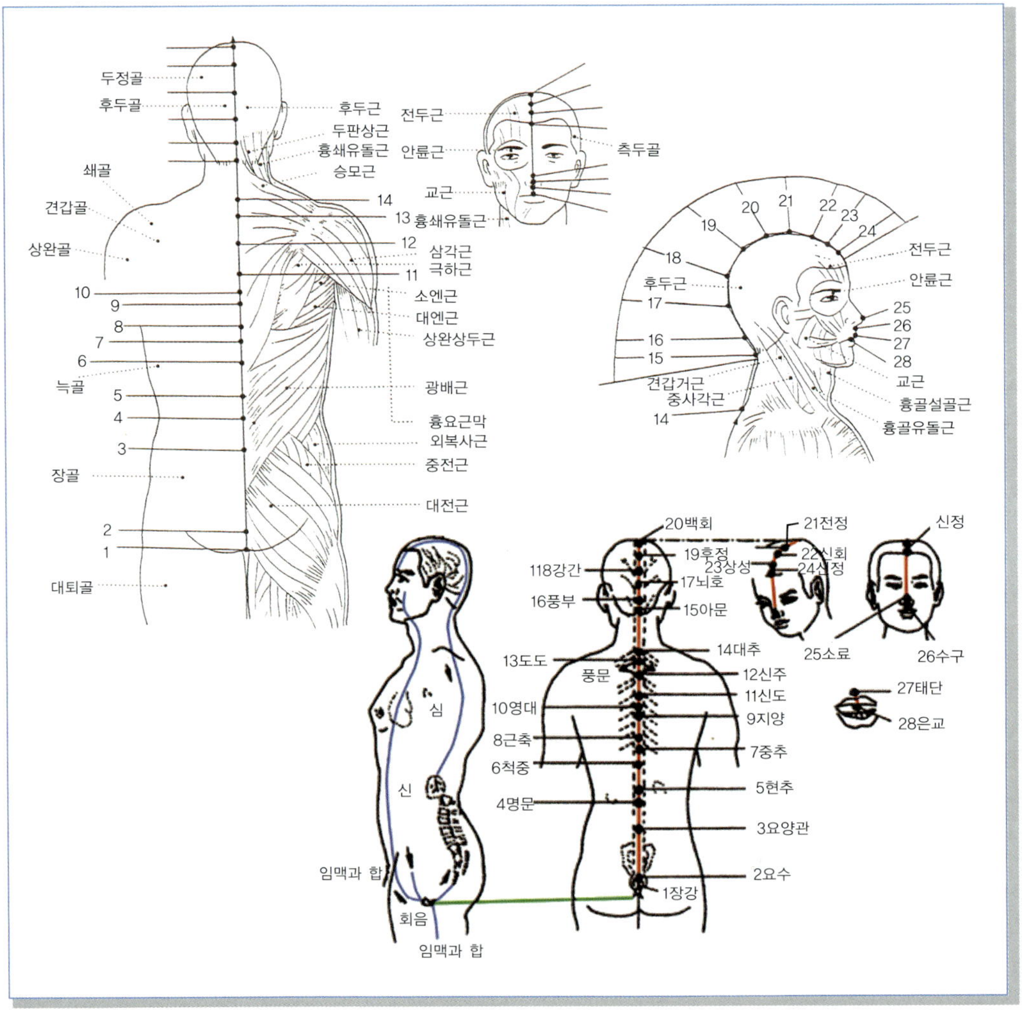

4) 경락 유주 순서에 따른 생활법과 피부관리

우리 몸의 오장 육부는 열두개의 시별로 왕성하게 활동하는 시간대가 있다. 이러한 흐름은 하루 24시간 동안 일정한 순서로 연결되어 있기 때문에, 거기에 맞추어 생활하는 습관을 가진다면 최상의 건강과 피부를 유지할 수 있다.

운행 순서	경 락	왕성하게 활동하는 시간	주된 생리작용	치료범위
1	폐(肺) 수태음폐경	인시(寅時) 03:00~05:00	호흡작용 : 생명활동의 근원이 되는 외계에서 받아들여 분해하는 기를 외계적응의 작용, 기(氣)와 체액조정	흉부, 인후, 기관지, 코, 폐질환일체
2	대장(大張) 수양명대장경	묘시(卯時) 05:00~07:00	배설작용 : 폐를 돕고 인체의 내외에서 분비의 배설을 하고 기의 정체를 막는 작용	머리, 얼굴, 눈, 코, 입, 인후, 급성열질환
3	위(胃) 족양명위경	진시(辰時) 07:00~09:00	소화작용 : 소화를 돕는 신체운동과 체온발생 및 생식선 작용에 관여	머리, 얼굴, 코, 입, 인후, 위병일체, 급성열질환
4	비(脾) 족태음비경	사시(巳時) 09:00~11:00	저장작용 : 소화선, 생식선 작용에 관여, 혈(血)조정, 복부의 기를 충실하게 함	위병일체, 복부질환, 비뇨생식기계질환
5	심(心) 수소음심경	오시(午時) 11:00~13:00	순환작용 : 감정적인 정신의 통제기능, 혈액순환, 전신통제	흉부, 혀, 정신질환, 심장질환일체
6	소장(小張) 수태양소장경	미시(未時) 13:00~15:00	전환작용 : 체액성분을 구성해서 전신통제, 조혈작용, 혈액순환작용	머리, 목, 위, 인후, 어깨병, 정신질환, 열성질환
7	방광(膀胱) 족태양방광경	신시(申時) 15:00~17:00	청정작용 : 뇨저장 배설, 신장의 내분비와 협조해서 뇌하수체, 자율신경계, 생식기능에 관여	복통, 소변이상, 정신질환, 두통, 요통, 좌골신경통
8	신(腎) 족소음신경	유시(酉時) 17:00~19:00	정기작용 : 체액성분과 내분비기능 조정, 생식작용, 스트레스에의 저항력, 뼈 골수, 뇌수를 조정	요통, 복통, 생식기계, 비뇨, 인후, 정신질환
9	심포(心包) 수궐음심포경	술시(戌時) 19:00~21:00	보호작용 : 혈액순환, 순환계의 기능작용, 의식작용 맥관계를 말하며 무형의 장기임	흉부, 혀, 심장질환일체, 정신질환, 건망증
10	삼초(三焦) 수소양삼초경	해시(亥時) 21:00~23:00	보호작용 : 임파계의 보호작용을 말함, 자연치유력, 재생기능, 소화, 생식선, 내분비작용을 조절하는 무형의 장기임	두통, 눈, 귀, 인후, 늑골, 열성질환, 어깨통증
11	담 족소양담경	자시(子時) 23:00~01:00	발효작용 : 담즙저장, 지방소화, 체내정화, 정신적 의지력	두통, 코, 눈, 인후, 중혈, 열성질환
12	간(肝) 족궐음간경	축시(丑時) 01:00~03:00	배분작용 : 해독작용, 혈액저장, 정신력, 혈액량조절, 저항력	요통, 복통, 생식, 비뇨, 인후, 정신질환

경락운행 시간표

(1) 寅時(인시)에는 자리에 일어나라.

- 건강측면 : 3시~5시까지는 폐의 기운이 왕성한 시간이다. 인시에 잠에서 깨어나 호흡을 시작하면 폐의 기능이 왕성해진다.
- 피부관리측면 : 인시에는 피부가 긴장상태에 있으므로 이 시간에 일어나면 피부병에 잘 걸리지 않는다. 폐의 기능이 약한 사람은 찬바람, 강한 햇볕에 직접 노출되지 않도록 한다.
  폐기능이 약하면 피부를 보호하는 기능이 떨어지므로 특별히 피부관리에 신경을 써야 한다.

(2) 卯時(묘시)에 대변을 보라.

- 건강측면 : 5시~7시까지는 대장의 기운이 왕성한 시간이다.
  이 시간에 전날 먹은 음식 찌꺼기를 방출하면 대장 기능이 좋아진다.
- 피부관리측면 : 묘시에 대변을 보지 못하게 되면 건조한 기운이 피부로 전달되어 피부가 건조하게 된다.
  변비가 있으면 몸에 가스가 차게 되면 가스는 피부 바깥으로 나오므로 피부가 건조하고 거칠어지게 된다.
  묘시에 배변 습관을 가지면 몸과 피부 건강이 좋아진다.

(3) 辰時(진시)에 아침을 먹어라.

- 건강측면 : 7시~9시까지는 위장의 기운이 왕성한 시간이다.
  밥을 진지라고 하는 것은 진시에 음식을 섭취하였는가의 뜻에서 유쾌한 것이다.
  이 시간에 아침을 먹으면 체하지 않는다.
  이 시간에 규칙적으로 아침을 먹는 사람치고 건강하지 않는 사람이 드물다.
  진시에 어떤 음식을 얼마만큼 먹느냐에 따라 피를 비롯한 우리 몸의 각종 진액의 영양상태가 결정된다.
- 피부관리측면 : 포식이나 과식을 하는 습관을 가지면 위에 부담을 주어 피를 탁하게 하므로 피부가 거칠고 깨끗하지 못하게 된다.
  아침을 꼭 챙겨먹는 것은 피부미용을 위한 기본조건이라고 할 수 있다.

⑷ 巳時(사시)에 하루 일을 시작하라.

- 건강측면 : 9시~11시까지는 비장의 기운이 왕성한 시간이다.
  비장의 역할은 위에서 섭취한 음식물에서 하루 동안 필요한 피의 원료와 각종 영양분을 뽑아 각 기관으로 보낸다.
  이 시간에 하루 일과를 시작하면 기운이 충만하므로 일이 능률적이다.
- 피부관리측면 : 비기능이 이상시 얼굴색이 고르지 않고 코 주위가 황색으로 변하며 개기름이 흐른다.
  비는 위와 함께 영양과 수분을 흡수하고 전신에 공급하므로 비기능이상은 비만과 관련성이 깊다.
  진시에 아침을 먹는다는 것은 단지 위장의 기능만을 좋게 하는 것이 아니라 다른 기관들도 적시에 원활한 활동을 하게 하여 우리 몸과 피부의 건강을 지켜준다.

⑸ 五時(오시)에는 몸과 마음을 편하게 쉬어야 한다.

- 건강측면 : 11시~13시까지는 심장이 기운이 왕성한 시간이다.
  심장은 피를 뜨겁게 해서 펌프질을 통해 온몸에 혈액을 공급하므로 심장의 활동이 왕성한 이 시간에는 과로나 격한 운동은 피하고 간단한 식사와 함께 편안한 마음으로 휴식을 취해야 한다.
- 피부관리측면 : 심장이 약하거나 심장질환을 앓고 있는 사람은 혈액순환이 불규칙하므로 피부에 필요한 기운이 순조롭게 공급되지 못한다.
  심장이 좋지 않으면 피부는 늘 창백하거나 반대로 붉게 충혈되어 있을 뿐만 아니라 윤택하지 못하여 건강한 아름다움을 가질 수 없게 된다.
  건강한 심장을 갖기 위해서는 마음을 편안하게 가지고 충분한 휴식을 취하며 적당한 운동과 규칙적인 생활을 해야 한다.

⑹ 未時(미시)에는 열심히 일을 해야 한다.

- 건강측면 : 13시~15시까지는 소장의 기운이 왕성한 시간이다.
  섭취한 음식물을 마지막으로 우리 몸에 필요한 모든 영양분으로 흡수하여 전신에 공급한다.
  미시에는 열심히 일하고 움직이면서 서서히 다음 시간의 휴식을 준비한다.

- 피부관리측면 : 소장의 역할이 원활하지 못하면 얼굴 전체에 개방면포, 폐쇄면포같은 비화농성 여드름이 생기기 쉽다.
  얼굴 라인따라 각질이 일어나는 등 피부 트러블이 잘 생긴다.

(7) 申時(신시)에는 피부를 보호해야 한다.
- 건강측면 : 3시~5시까지는 방광의 기운이 왕성한 시간이다.
  오줌을 만들어 노폐물을 배설하고 몸 속의 기운과 피를 서서히 정화한다.
- 피부관리측면 : 피부를 보호하던 위기가 피부속으로 들어가 피부의 긴장이 풀어지고 피로가 온다. 신시 이후에는 충분한 휴식을 취하고 찬바람이나 한기를 피하고 마시지 등 피부관리를 해준다.

(8) 酉時(유시)에는 집에 들어가 가벼운 음식을 먹어야 한다.
- 건강측면 : 17~19시까지는 신장의 기운이 왕성한 시간이다.
  진시와 오시에 먹었던 음식물이 어느 정도 소모되었으므로 가벼운 음식을 섭취한다.
- 피부관리측면 : 유시 이후 무리한 운동을 하면 피부가 빨리 노화하고 거칠어지므로 집으로 가서 휴식을 취한다.

(9) 戌時(술시) 이후에는 음식을 먹지 말아야 한다.
- 건강측면 : 19시~21시까지는 심포의 기능이 왕성한 시간이다.
  심포는 낮동안 왕성하게 활동한 심장을 대신하여 피를 공급한다.
  낮보다 흐르는 피의 양이 감소하고 체온이 떨어지며 피로한 상태가 된다.
  술시 이후 무리하게 일하면 몸에 열이 나기 쉬워 몸이 마르고 허약해지며 잠이 오지 않는다.
- 피부관리측면 : 심포의 이상이 있으면 얼굴 측면에 여드름이 나고, 이마는 좁쌀같은 여드름이 생긴다.

(10) 亥時(해시)에는 잠을 자야 한다.
- 건강측면 : 21~23시까지는 삼초의 기능이 왕성한 시간이다.

술시부터 떨어진 체온이 가장 많이 떨어지는 시간이므로 삼초는 체온을 유지해 주는 기관이다.

이 시간에 잠을 자야 술시에 못다한 피의 정혈작용과 피를 식히는 작용을 할 수 있다.

- 피부관리측면 : 삼초의 기능이 떨어지면 피부가 가렵고 예민해진다.
  알레르기성 피부가 되기 쉽다.

⑾ 子時(자시)에는 반드시 자고 있어야 한다.

- 건강측면 : 23시~1시까지는 담의 기운이 왕성한 시간이다.
  영양의 배분과 소화선에 관계하는 내분비작용에 의해 전체의 에너지 밸런스를 조절한다.
  뇌수를 공급받는 시간이므로 잠들지 않으면 진액을 공급받지 못하여 잠에서 깨어도 개운하지 않고 피로하다.
- 피부관리측면 : 지성피부는 주로 오행 중 목에 배속되어 있는 간, 담의 기능저하로 생겨나게 되는 경우가 많다.
  담의 기능 저하는 피부 모공이 넓어지고, 피지가 과다해진다.
  지성피부는 담경, 간경을 강화시켜주는 것이 중요하다.

⑿ 丑時(축시)에는 충분한 수면을 취해야 한다.

- 건강측면 : 1시~3시까지는 간의 기운이 왕성한 시간이다.
  영양을 저장하고 신체활동의 에너지를 확보해서 저항력이 생기게 한다.
  그 동안 정혈 시킨 깨끗한 피를 전신으로 보내기 시작한다.
- 피부관리측면 : 간으로 인한 피부증상은 기미가 대표적이다.
  기미는 임신이나 스트레스, 자외선으로도 많이 생기지만 간 기능이 떨어지면 눈 밑이나 콧등부분에 푸르스름하게 나타난다.
  간은 눈하고 연결되어 있어 간 기능 이상이 오면 시력도 떨어진다.

II. 미용경락마사지의실기

Ⅱ. 미용경락마사지의 실기

경락마사지는 음양, 허실, 한열, 표리가 기본적인 진단인 동양의학 이론의 오랜전통으로 이어져 내려온 경락이론을 바탕으로, 사람의 손에 의한 직접적인 마사지에 의해서 인체의 체표면에 흐르고 있는 기혈의 흐름을 원활하게 소통시켜줌으로써 인체의 항상성을 유지, 증강시켜주는 마사지이다.

사람의 신체에서 기가 너무 많이 흐르는 부분을 '실'이라고 하며, 기가 너무 부족한 부분을 '허'라고 한다. 경락 마사지에 숙달되게 되면 감각적으로 이것을 알 수 있게 된다. 마사지 시 통증은 '실' 부분에서 나타나며 병변의 근원은 '허' 부분이다.

상체가 실한 사람은 양적이고, 하체가 실한 경우의 사람은 음적으로 본다.

마사지 시 몸이 차가운 사람은 음인으로 보고 열이 많은 사람은 양인으로 본다. 그래서 요법을 다르게 적용한다.

음경락(陰經絡)은 아래서 위로 올라가고, 양경락(陽經絡)은 위에서 아래로 내려온다. 뚱뚱한 사람은 음경락을 사(瀉)해야 되고 양경락은 보(補)해야 한다.

1. 미용경락마사지의 효과

- 경락을 잘 통하게 하고 기혈이 잘 흐르게 한다. 따라서 영위를 조화롭게 하고, 음과 양의 균형을 유지하도록 하는데 있다.
- 혈액과 임파순환이 좋아짐으로 해당하는 조직들과 기관의 영양이 좋아지고 대사 물질의 배출을 촉진시킴으로써 피로한 근육의 회복에 도움이 된다.
- 등마사지를 통해 자율신경의 실조를 조절하고, 내분비 장애를 조절한다.
- 스트레스와 피로회복에 도움을 주어 작업능력이 향상된다.
- 피부미용효과와 세포기능 활성화로 노화를 억제하고 지연시킨다.
- 근육들의 긴장도와 탄력성이 제고되어 그들의 수축기능이 호전되며 근육 위축의 진행이 완만해진다.
- 혈액순환과 대사 물질의 배출 촉진으로 비만의 완화를 도운다.

※ 자율신경계

자율신경계(Autonomic Nervous System, ANS)는 심장을 비롯한 신체의 모든 평활근과 선과 같은 불수의적인 구조들의 신경지배와 관계가 있는 신경 계통이다. 자율신경계는 중추 및 말초신경계에 모두 분포하고 있으며 교감신경(Sympathetic Nerve)과 부교감신경(Parasympathetic Nerve)의 두 부분으로 나누며 구심성 및 원심성 신경섬유를 갖는다.

신체에서는 어느 계통이나 항상성을 조절해 주지만, 내부 환경의 상대적 안정성은 주로 ANS의 활동에 달려있다. 신호는 언제든지 내장기관에서 자율신경계로 흘러가며, 자율신경은 그 신호를 필요한대로 조절해서 신체 활동이 가장 원활하게 이루어 지도록 한다.

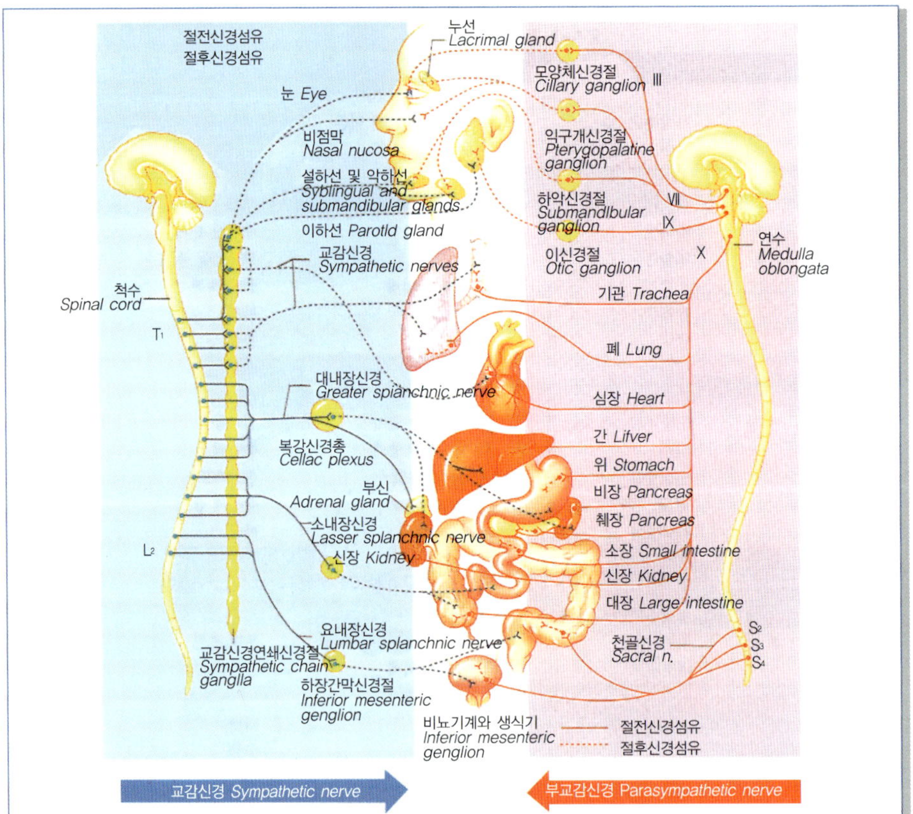

- 교감신경의 기시는 흉수(T1~T2), 요수(L1~L3)이며,
  부교감신경의 기시는 뇌(3 · 7 · 9 · 10 뇌신경), 천수(S2~S4)이다.

2. 경락마사지 시의 주의사항

- 관리 전에 반드시 손을 깨끗이 하고, 손톱도 짧게 할 것
- 관리사와 고객 상호간에 서로 감사하는 마음을 가질 것
- 관리사는 손을 항상 따뜻하게 할 것
- 고객에게 고통을 주거나 불쾌감이나 불안감을 주지 말 것
- 관리시 상대의 고통, 불쾌, 위화(違和) 부위를 질문하여 수기압 시 강한 자극을 하지 말것
- 고객이 불안을 느끼지 않도록 주위환경을 정돈해 놓을 것이며, 편한 자세로 관리를 받게한다.
- 식후 1시간 이내는 관리를 받게 하지 않는다.

3. 미용경락마사지의 목적

경락마사지는 기혈의 통로인 12경락의 라인을 따라 접촉하는 방법으로, 효과적인 마사지를 하기 위해 경근과 경혈을 손 또는 기구를 이용하여 조직적으로 마찰하고, 주무르기, 문지르기, 쓰다듬기, 두드리기 등의 자극하는 방법으로 경락을 따라 흐르는 기의 정체(停滯)를 풀고, 음양의 균형을 잡아주어 인체가 스스로 치유하는 힘을 신장시켜 주는 것을 가장 큰 목적으로 한다.

4. 신체부위별 미용경락마사지

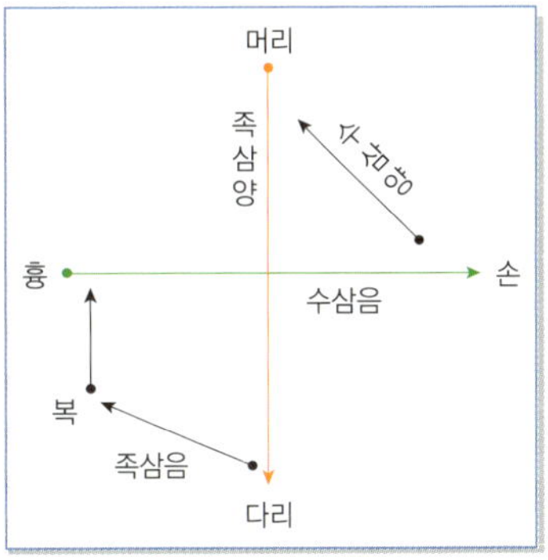

전신피부의 경락마사지는 경락이 흐르는 방향을 따르도록 주의해야 하는데, 손의 3(삼)음은 장에서 시작하여 손(手)으로, 손(手)의 삼(3)양은 손(手)에서부터 얼굴로, 족(足)의 3(삼)양은 얼굴에서부터 발(足)로, 족(足)의 3(삼)음은 발(足)에서부터 복부(腹)로 간다(움직인다). 즉 수삼음경은 흉강(가슴안)에서 시작하여 손가락 말단으로 향한 다음 손끝에 도달한 손의 3(삼)음(수삼음경)은 다시 손의 3(삼)양(수삼양경)으로 인계되어서는 손가락 말단에서 시작해서 어깨를 지나 두부(머리)로 향한 다음 얼굴에

도달한 수삼양경은 족삼양경으로 인계되어 족삼(3)양경은 두부(머리)에서 시작해서 발가락 끝(말단)으로 향하여 간 다음, 족삼(3)음경에 인계되어 족삼음경은 발가락 끝(말단)에서 복강, 흉강 방향으로 향해 간 다음 수삼(3)음경에 인계된다. 이러한 것이 하나의 구성으로 이루어지는데 '음양상관, 끝없이 둥근것과 같다' 는 것이 순환경로이다.

◈ 인체의 골격

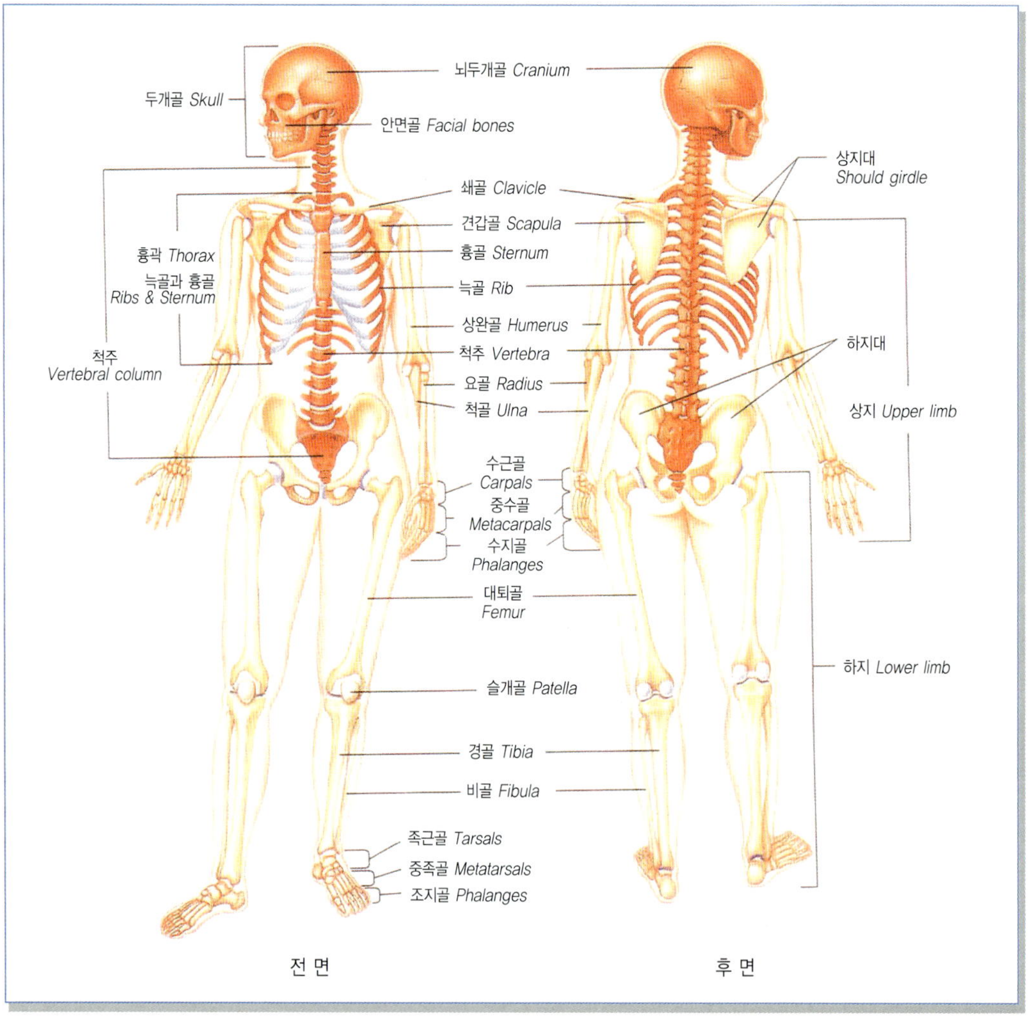

◈ 신체 부위별 근육

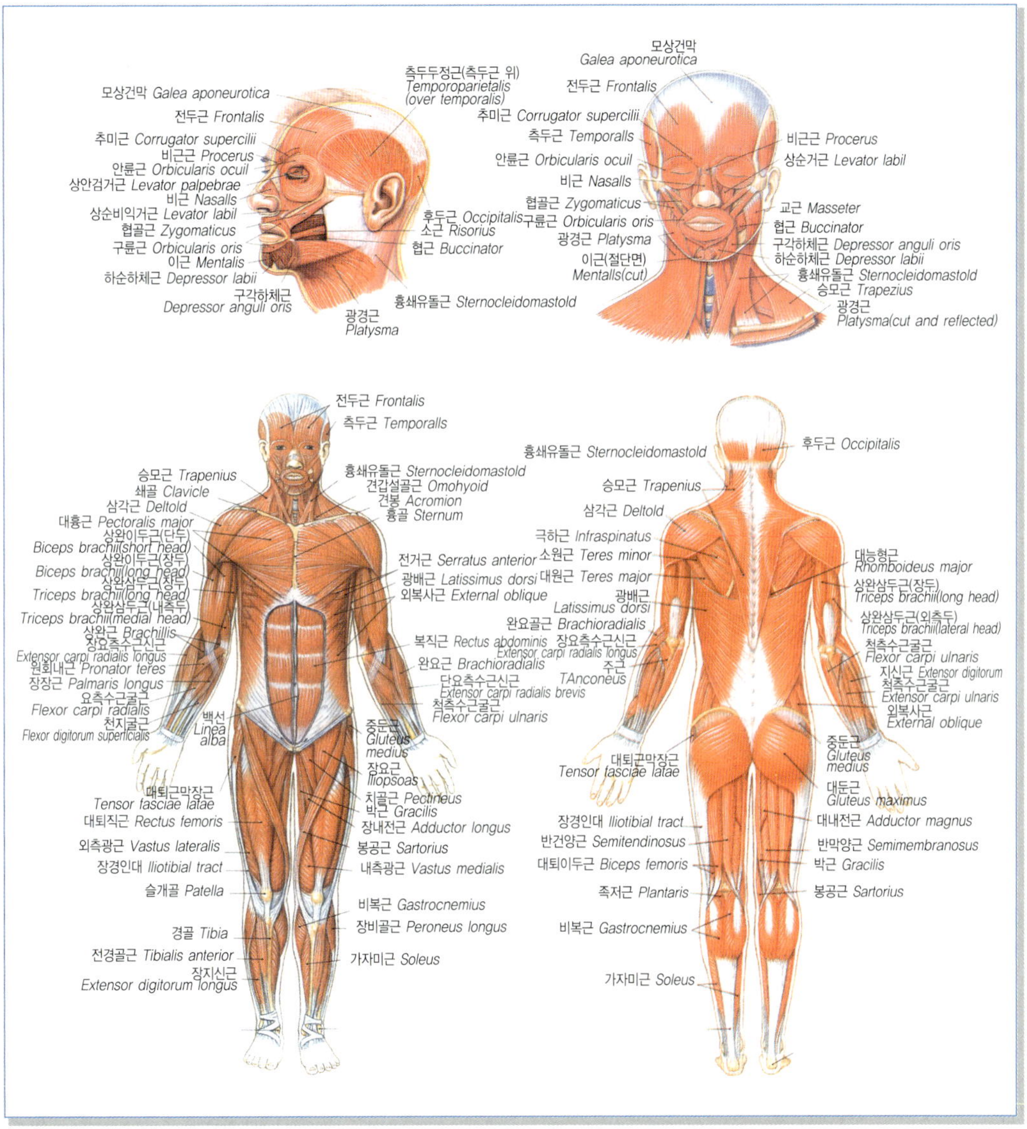

모상건막 Galea aponeurotica
전두근 Frontalis
추미근 Corrugator supercilii
비근근 Procerus
안륜근 Orbicularis ocuil
상안검거근 Levator palpebrae
비근 Nasalls
상순비익거근 Levator labil
협골근 Zygomaticus
구륜근 Orbicularis oris
이근 Mentalis
하순하체근 Depressor labii
구각하체근
Depressor anguli oris
측두두정근(측두근 위)
Temporoparietalis
(over temporalis)
후두근 Occipitalis
소근 Risorius
협근 Buccinator
광경근
Platysma
흉쇄유돌근 Sternocleidomastold
모상건막
Galea aponeurotica
전두근 Frontalis
추미근 Corrugator supercilii
측두근 Temporalls
안륜근 Orbicularis ocuil
비근 Nasalls
협골근 Zygomaticus
구륜근 Orbicularis oris
광경근 Platysma
이근(절단면)
Mentalls(cut)
비근근 Procerus
상순거근 Levator labil
교근 Masseter
협근 Buccinator
구각하체근 Depressor anguli oris
하순하체근 Depressor labii
흉쇄유돌근 Sternocleidomastold
승모근 Trapezius
광경근
Platysma(cut and reflected)
전두근 Frontalis
측두근 Temporalls
승모근 Trapenius
쇄골 Clavicle
삼각근 Deltold
대흉근 Pectoralis major
상완이두근(단두)
Biceps brachii(short head)
상완이두근(장두)
Biceps brachii(long head)
상완삼두근(장두)
Triceps brachii(long head)
상완삼두근(내측두)
Triceps brachii(medial head)
상완근 Brachillis
장요측수근신근
Extensor carpi radialis longus
원회내근 Pronator teres
장장근 Palmaris longus
요측수근굴근
Flexor carpi radialis
천지굴근
Flexor digitorum superficialis
백선
Linea alba
흉쇄유돌근 Sternocleidomastold
견갑설골근 Omohyoid
견봉 Acromion
흉골 Sternum
전거근 Serratus anterior
광배근 Latissimus dorsi
외복사근 External oblique
복직근 Rectus abdominis
완요근 Brachioradialis
단요측수근신근
Extensor carpi radialis brevis
척측수근굴근
Flexor carpi ulnaris
중둔근
Gluteus medius
장요근
Iliopsoas
치골근 Pectineus
박근 Gracilis
장내전근 Adductor longus
봉공근 Sartorius
내측광근 Vastus medialis
대퇴근막장근
Tensor fasciae latae
대퇴직근 Rectus femoris
외측광근 Vastus lateralis
장경인대 Iliotibial tract
슬개골 Patella
비복근 Gastrocnemius
장비골근 Peroneus longus
경골 Tibia
전경골근 Tibialis anterior
가자미근 Soleus
장지신근
Extensor digitorum longus
흉쇄유돌근 Sternocleidomastold
후두근 Occipitalis
승모근 Trapenius
삼각근 Deltold
극하근 Infraspinatus
소원근 Teres minor
대원근 Teres major
광배근
Latissimus dorsi
완요골근 Brachioradialis
장요측수근신근
Extensor carpi radialis longus
주근
TAnconeus
대능형근
Rhomboideus major
상완삼두근(장두)
Triceps brachii(long head)
상완삼두근(외측두)
Triceps brachii(lateral head)
척측수근굴근
Flexor carpi ulnaris
지신근 Extensor digitorum
척측수근굴근
Extensor carpi ulnaris
외복사근
External oblique
대퇴근막장근
Tensor fasciae latae
중둔근
Gluteus medius
대둔근
Gluteus maximus
장경인대 Iliotibial tract
반건양근 Semitendinosus
대퇴이두근 Biceps femoris
족저근 Plantaris
비복근 Gastrocnemius
가자미근 Soleus
대내전근 Adductor magnus
반막양근 Semimembranosus
박근 Gracilis
봉공근 Sartorius

기본 자세와 이완(개폐하기)

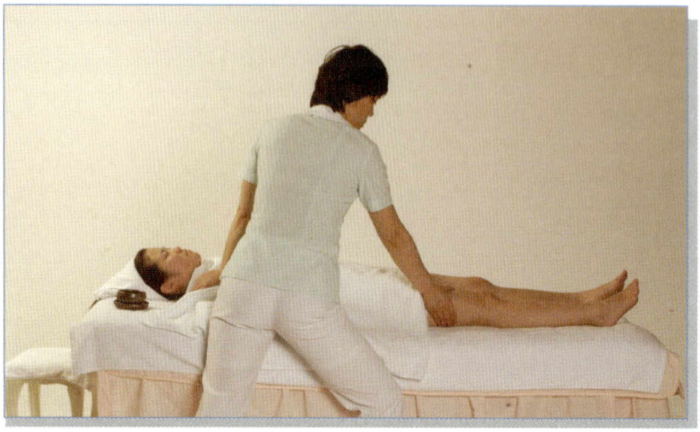

시술자는 자신의 체중을 이용하여 마사지 한다.
되도록 이면 허리를 굽히지 않은 상태에서 시술 한다.

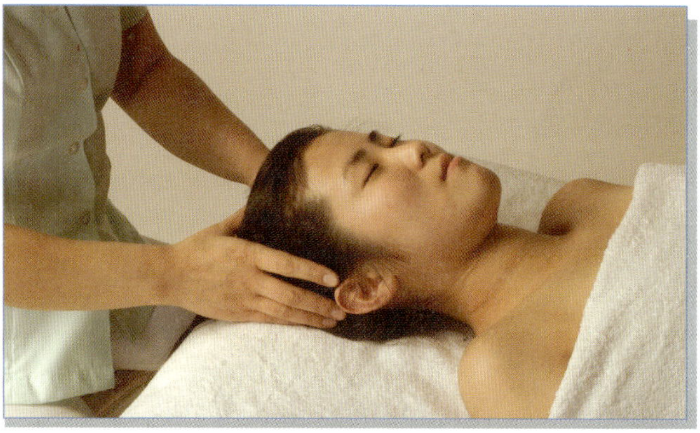

1. 백회지압

체중을 이용해 엄지로 백회를 3회 지압한다.

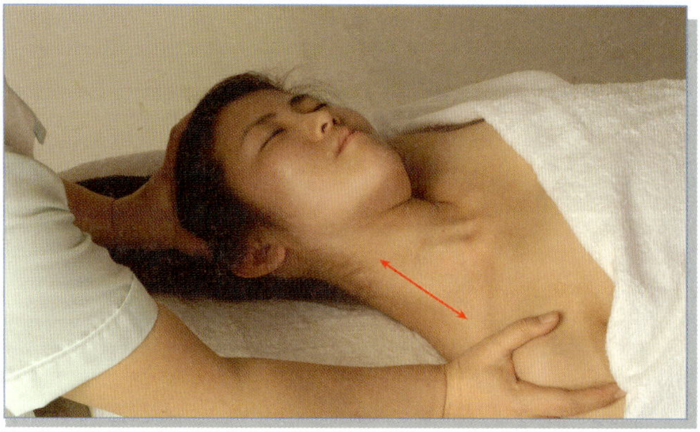

2. 사각근 스트레칭

어깨를 지긋이 누른상태에서 스트레칭한다.

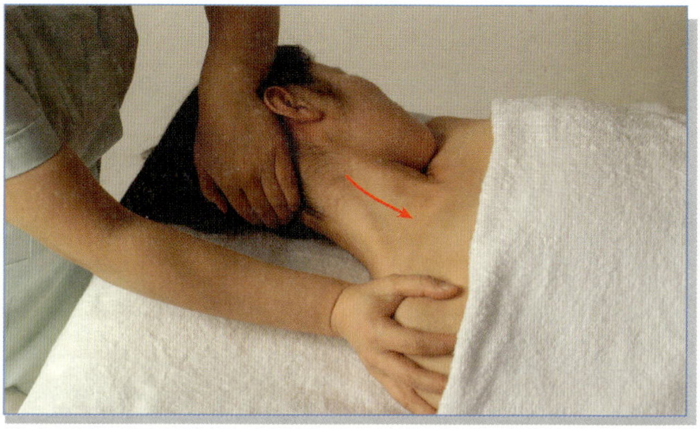

3 흉쇄유돌근 스트레칭

머리를 회전시킨 상태에서 스트레칭한다.

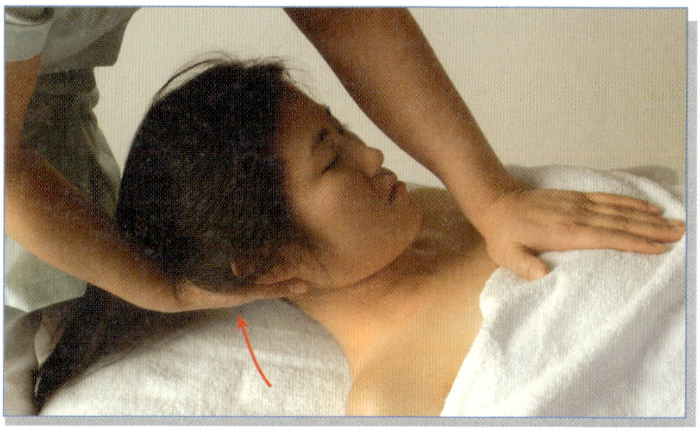

4. 후경부 스트레칭

흉골을 지긋이 누른상태에서 후두를 들어올려 스트레칭한다.

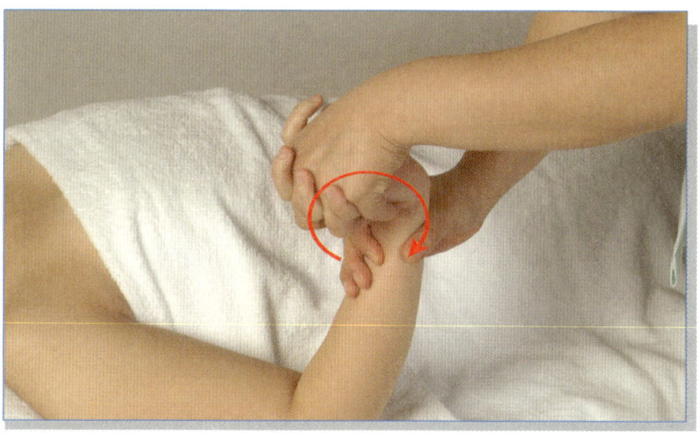

5. 손목 돌리기

깍지를 낀 상태에서 손목을 회전시켜 손목관절을 이완시킨다.

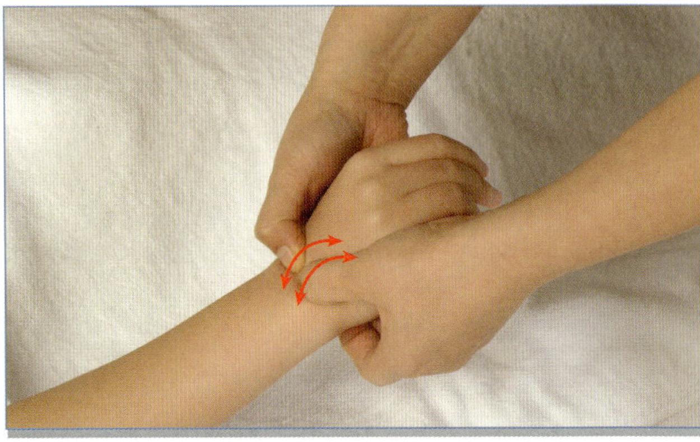

6. 손목 관절 이완

엄지로 손목관절을 이완시킨다.

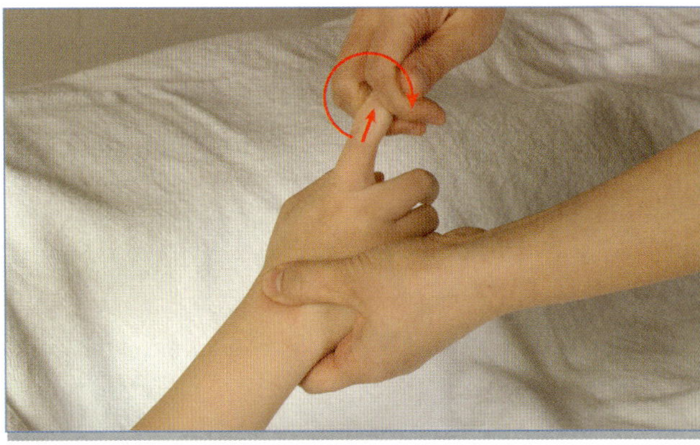

7. 손가락 스트레칭

2, 3지에 끼워 손가락을 회전시킨다.

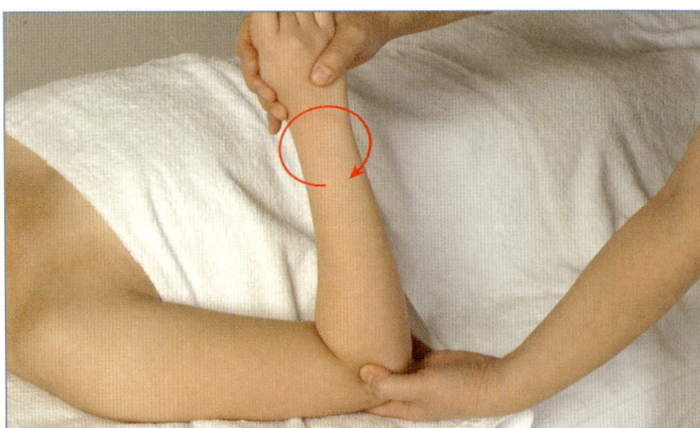

8. 팔꿈치 관절

한손은 팔목을 고정시키고 다른 한손을 이용하여 회전시킨다.

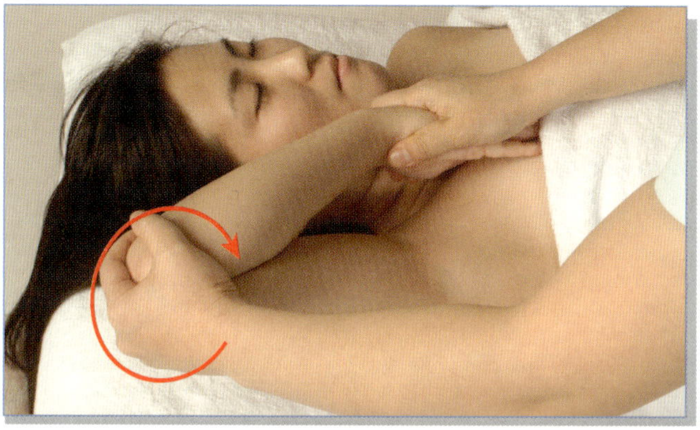

9. 어깨관절 회전

한손으로 팔꿈치를 잡은 상태에서 어깨관절을 회전시킨다.

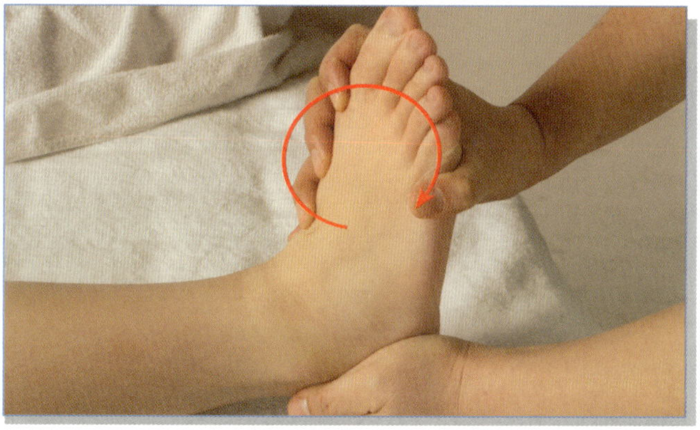

10. 발목 돌리기

한손으로 뒤꿈치를 고정한 후 다른 한손으로 발목을 회전시킨다.

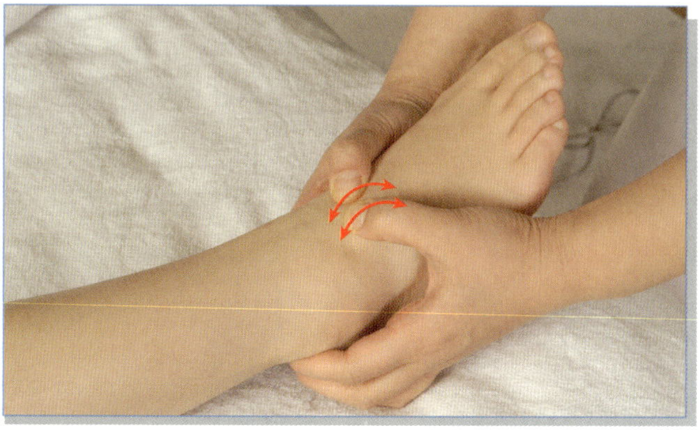

11. 발목관절 이완

발목관절을 이완시킨다.

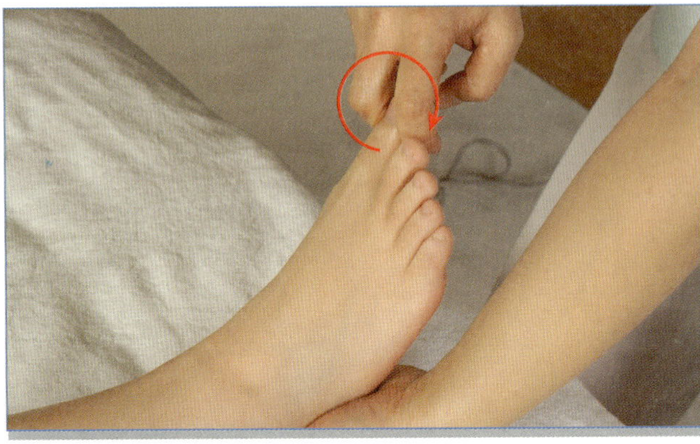

12.

2, 3지를 이용해서 발가락을 회전시킨다.

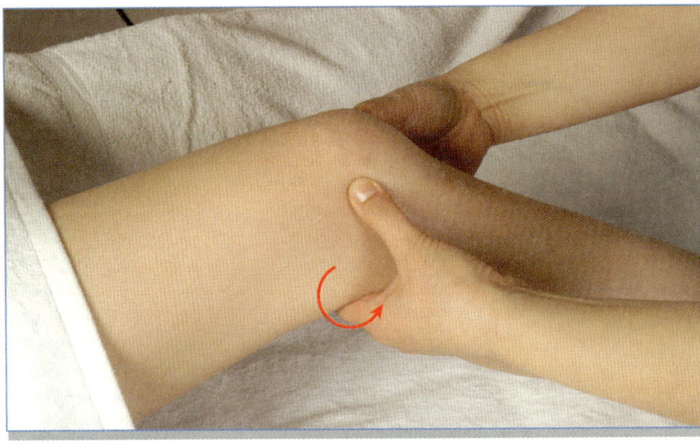

13.

엄지는 고정시키고 4지를 이용하여 무릎뒤(위중)를 돌려준다.

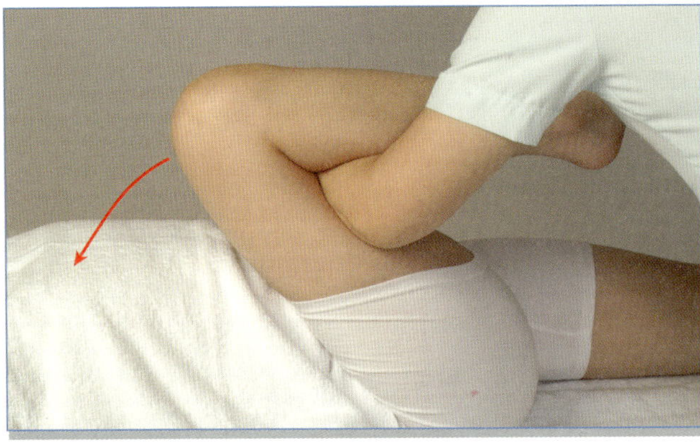

14.

엉덩이 근육(대둔근)을 이완시키면서 엉덩이 관절(고관절)을 굴곡 시킨다.

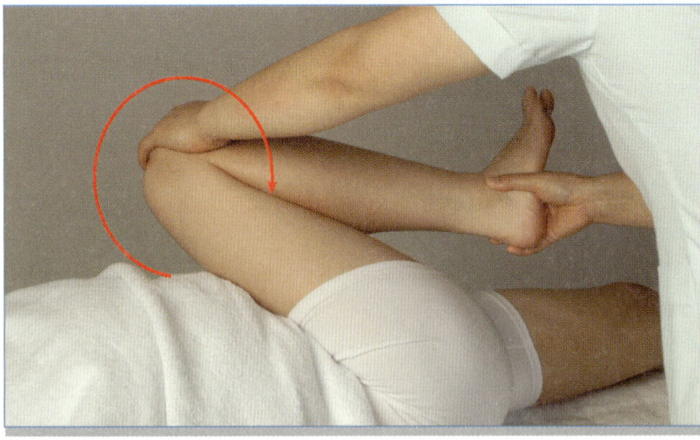

15.
무릎을 고정시킨 후 엉덩이관절을 회전시킨다.

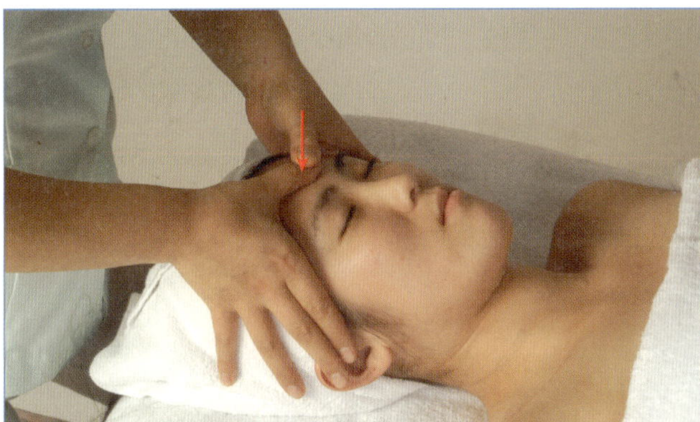

16. 인당혈 지압하기

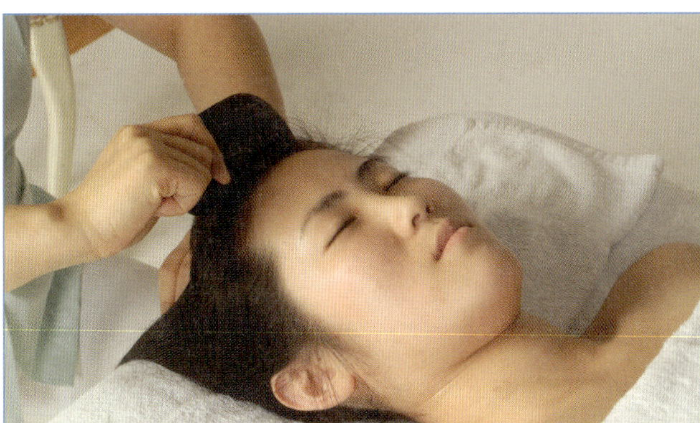

17.
앞머리를 세 구역으로 나누어 중간구역을 빗으로 괄사한다.

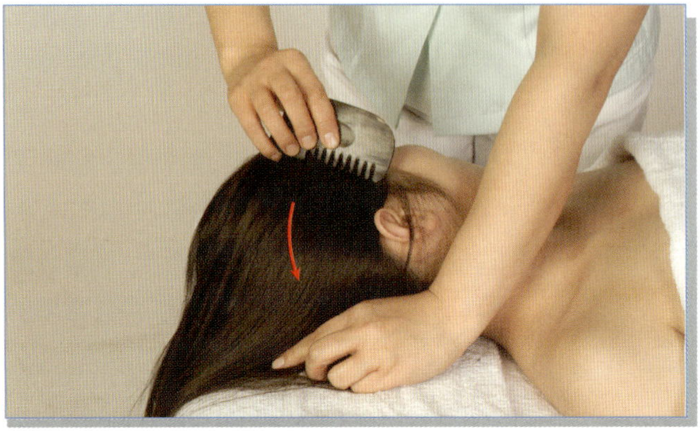

18. 머리괄사(옆)

측두부를 괄사한다.

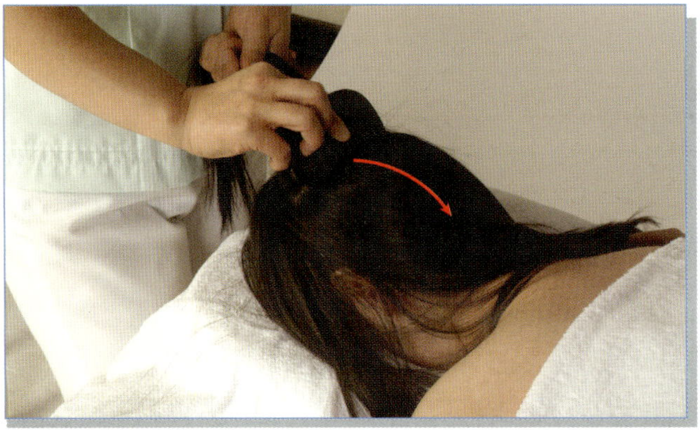

19. 머리괄사(뒤)

엎드린 상태에서 후두부를 괄사한다.
그리고 등경락을 시작한다.

등관리

1) 등진단

(1) 척추와 얼굴의 관계

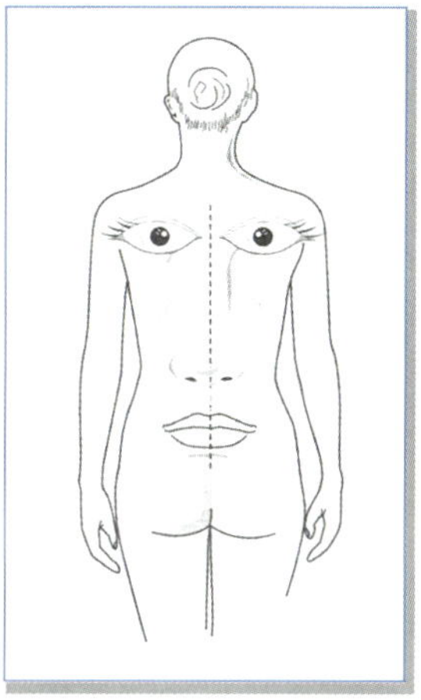

척추가 있는 등을 '양맥(陽脈)의 바다' 라고 표현할 만큼 오장육부의 혈이 흐르는 부위일 뿐만 아니라 얼굴의 혈이 시작되는 뿌리와 같은 곳이다.

그러므로 척추를 경락마사지 함으로서 얼굴의 미용상 문제점을 바로 잡을 수 있다.

여성들이 아무리 얼굴에 공을 들여도 생각만큼 변화가 없는 것은 뿌리를 다루지 않았기 때문이다.

예를 들어, 목이 굳으면 이마에 주름살이 생기고, 견갑골이 크면 광대뼈가 크며, 얼굴 볼에 살을 빼려면 등갈비뼈(등늑골)의 경혈을 다스려야 하며, 어깨가 피곤하면 눈도 피곤함으로 먼저 어깨의 피로를 먼저 풀어주어야 눈이 맑아지는 것이다.

(2) 등의 경락선과 척추의 위치

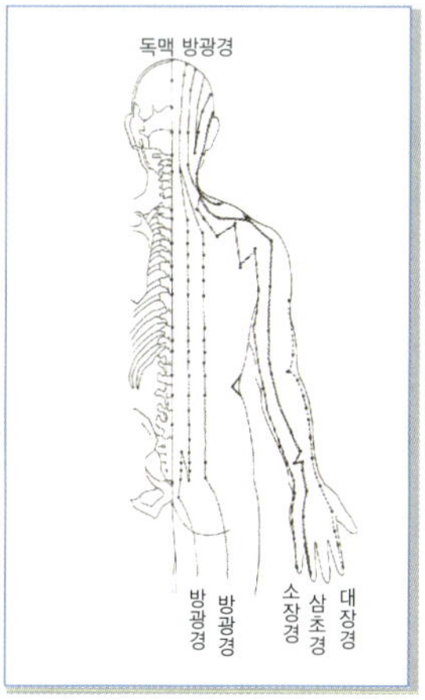

등한가운데는 척추가 있고 척추중앙에는 독맥이 흐르고 독맥의 양쪽으로 두줄기의 방광경이 흐르고 이 방광경줄기는 인체 오장육부의 유혈이 분포된 곳으로 이곳이 막히게 되면 오장육부의 기능에 이상이 오게된다.

등마사지에서 독맥과 방광경줄기를 풀어주고 견갑골주변을 집중적으로 마사지 한다.

① 제 1경추 (환추) : 코끝의선

② 제 7경추 : 머리를 수그리면 두드러지게 볼록하게 돌출된 곳

③ 제 3흉추 : 양 견갑상각을 이은 선

④ 제 7흉추 : 양견갑골 하각을 이은 선

⑤ 제 2요추 : 늑골 12번째(부유늑골)을 이은 선

⑥ 제 4요추 : 양 장골능선을 이은 선

배꼽위치는 허리 3번과 4번 사이, 즉 디스크 부분의 반대위치가 된다. 가슴밑의 명치밑은 등뼈 10번과 반대점이고, 목밑에서 조금 내려와 양 쇄골이 만나는 천돌혈은 등뼈 2번이고 목밑의 튀어나온 아담애플은 목뼈 4과 5번의 사이 부위이다.

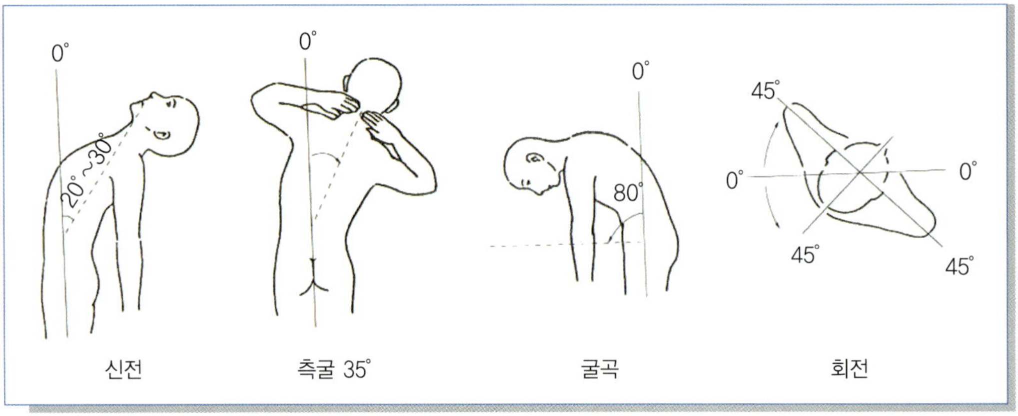

〈 요추의 정상 운동 범위 〉

2) 등관리 순서

몸이 차고 습이 많은 뚱뚱한 체격은 족태양방광경을 역방향(새끼발가락에서부터)으로 마사지를 해야 차가운 기운이 사라진다.

- 마르면서 열이 많고 눈이 충혈된 사람은 방광경락 유주 방향으로 몸위에서 아래쪽새끼 발가락쪽으로 마사지를 해야 차가운 기운이 들어온다.

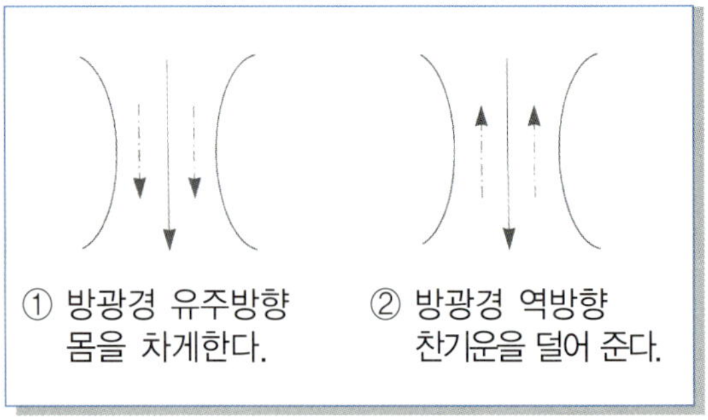

등관리

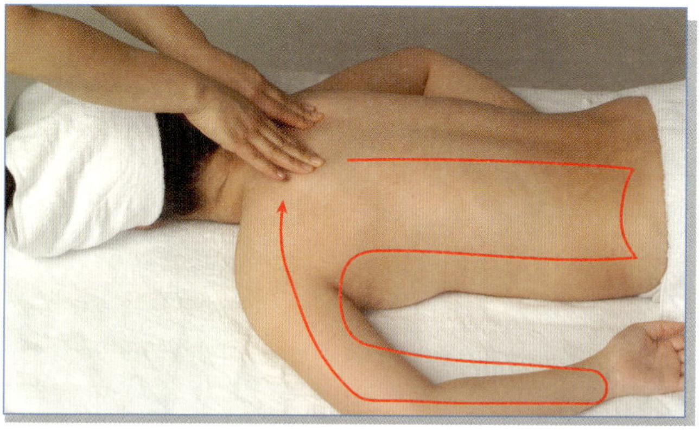

1. 오일 펴바르기

척추기립근을 따라 천골까지 내려가 옆선을 감싸며 올라와 팔을 감아 시작한 자리로 다시 돌아온다.

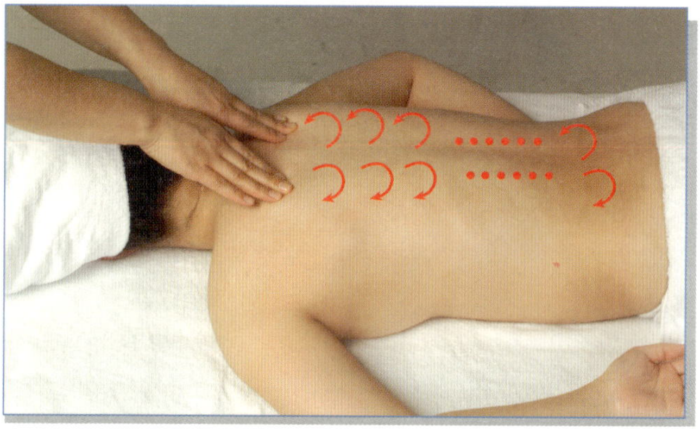

2.

2, 3, 4지의 지복으로 반원을 그리면서 척추기립근을 진단해 내려간다(방광경 진단).

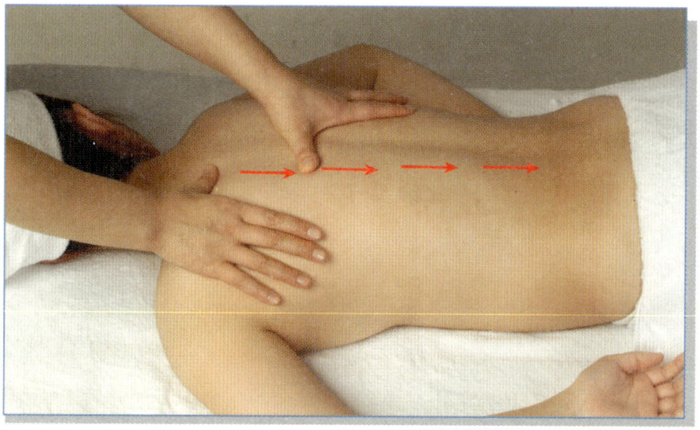

3.

엄지 지복을 교대로 이용하여 척추기립근을 다시 진단해 내려간다.

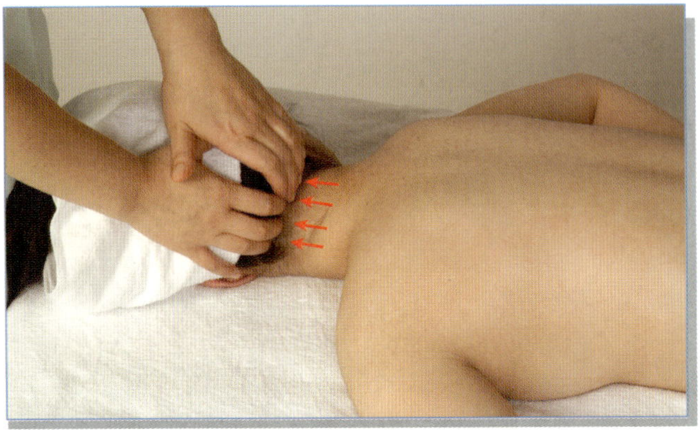

4.

아문, 천주 풍지, 완골을 지압한다.
(시술자 쪽으로 당긴다.)

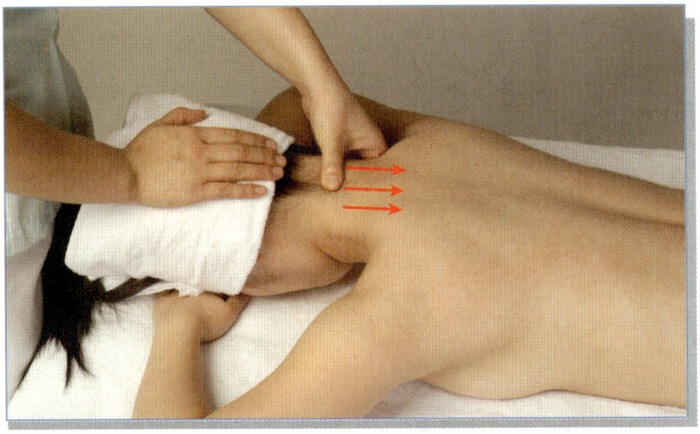

5.

경부의 독맥, 방광경, 담경 라인을 자극하여 쓸어 내린다.

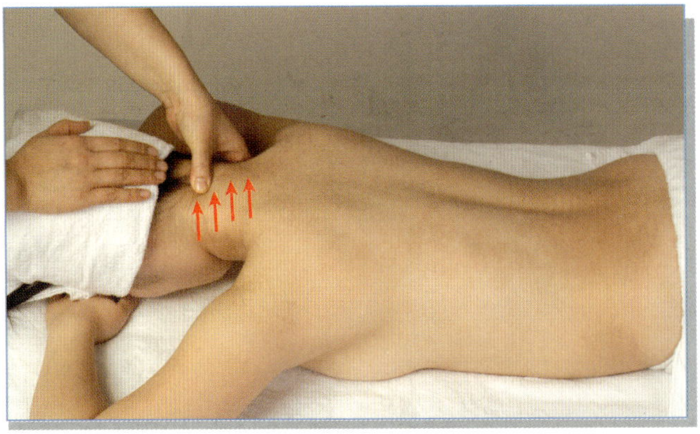

6.

척추를 기준으로 왼손은 오른쪽, 오른손은 왼쪽으로 경부근육을 자극한다.

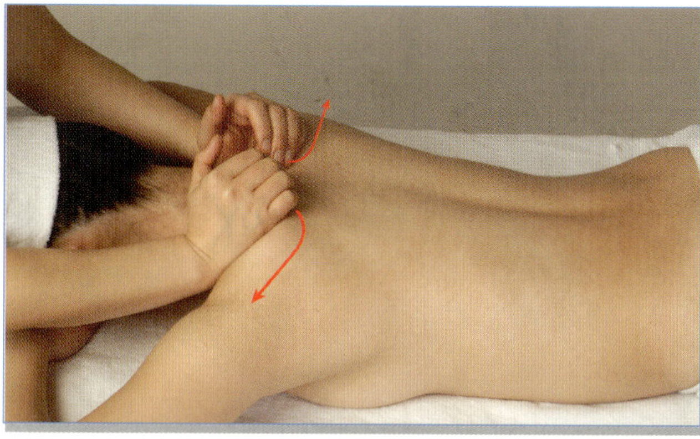

7.

손의 날부분(손지부)으로 어깨를,
체중을 이용해서 기마자세에서
밀고 일어서면서 힘을 뺀다.

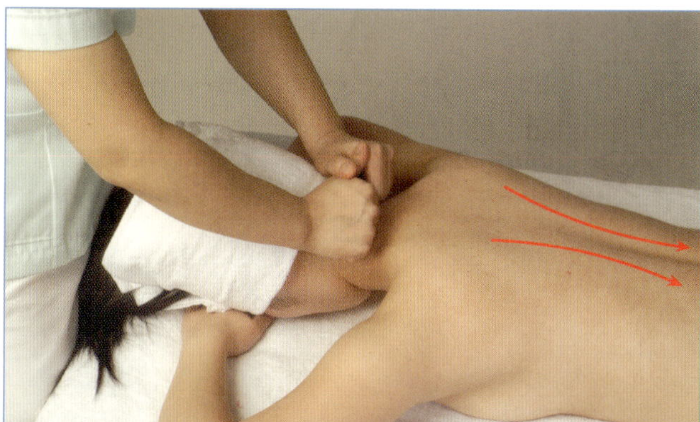

8.

엄지를 크로스하여 주먹을 쥐고
경부에서 시작해 척추기립근까지
밀어준다(천골까지).

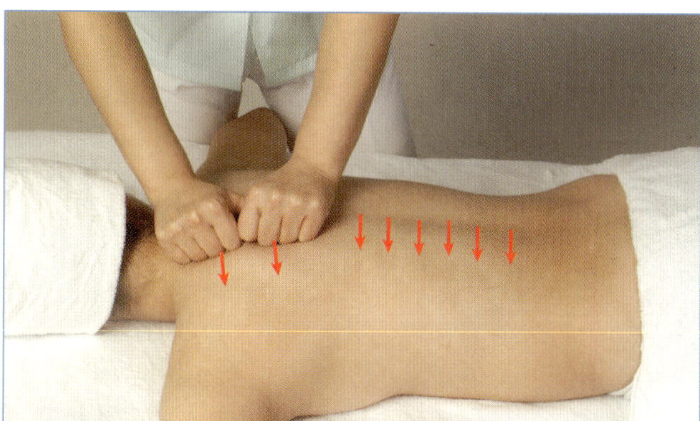

9.

시술자는 고객 옆으로 서서
척추기립근(1, 2방광경)을 자극한다.

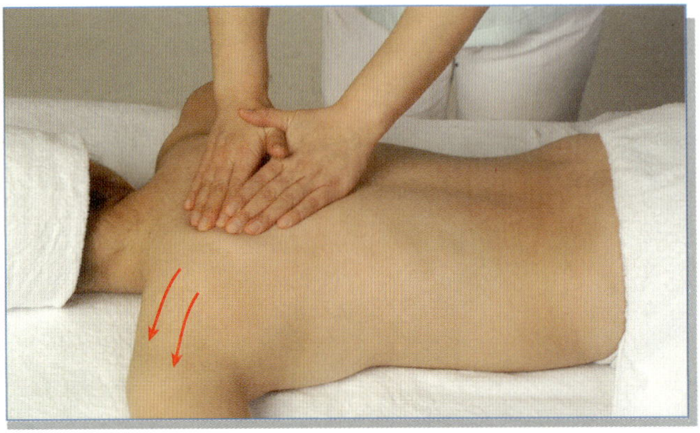

10.
엄지 크로스 한 상태에서 2, 3, 4, 5지 지복을 이용하여 승모근을 자극한다.

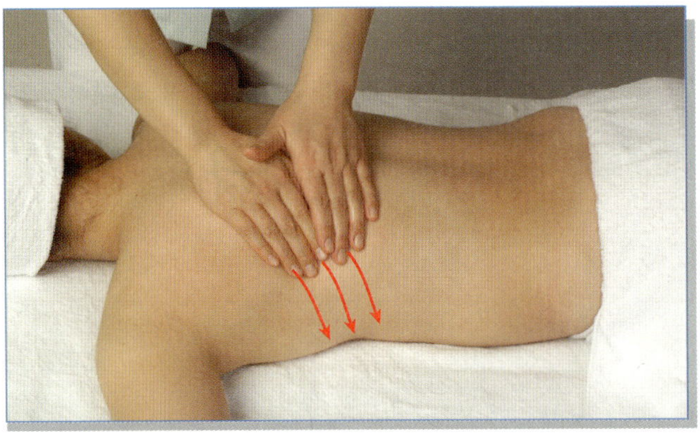

11.
견갑골 하각 밑 늑골 사이사이를 쓸어 내린다.

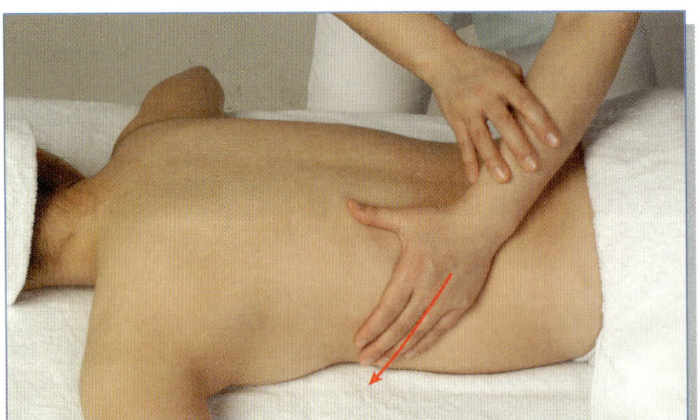

12.
늑골 아래 라인을 쓸어 내린다.

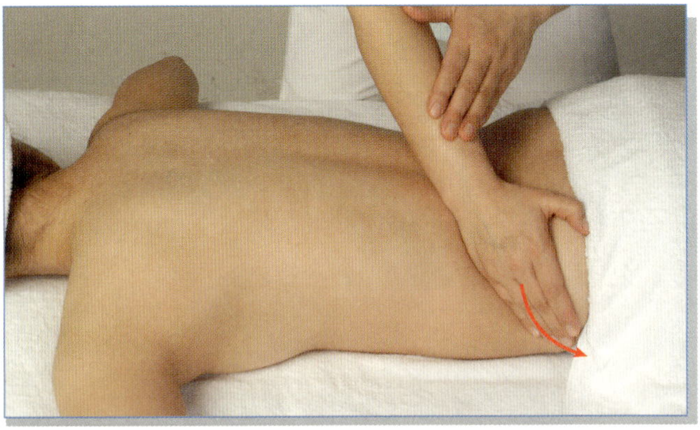

13.

장골능 라인을 쓸어 내린다.

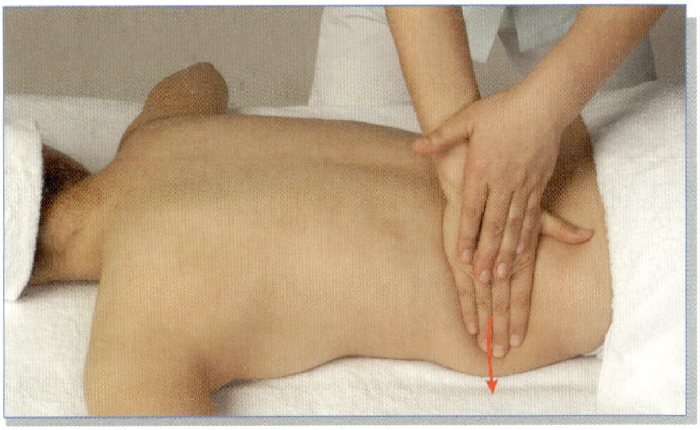

14.

양손을 겹쳐 늑골라인과 장골라인 중간을 쓸어 내린다

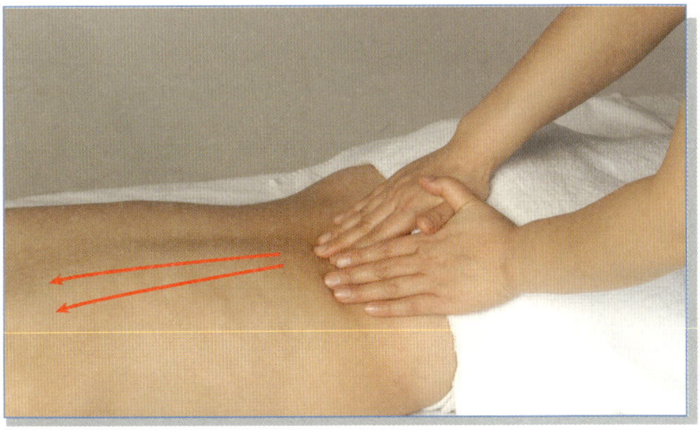

15.

양손으로 장골아래에서 어깨를 향하여 쓸어 올린다(방광경 역방향).

15번까지 끝나고
반대쪽에서 9~15까지 반복한다.

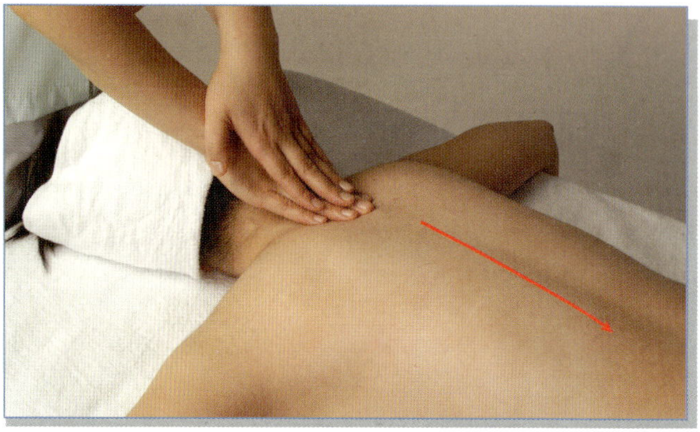

16.

양손을 겹쳐서 독맥라인을 부드럽게 쓸어 내린다.

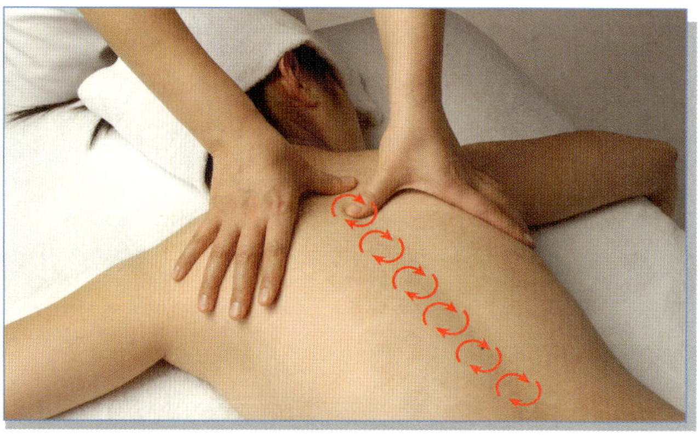

17.

경부에서부터 척추 마디마디를 지그재그로 자극하여 내려간다.

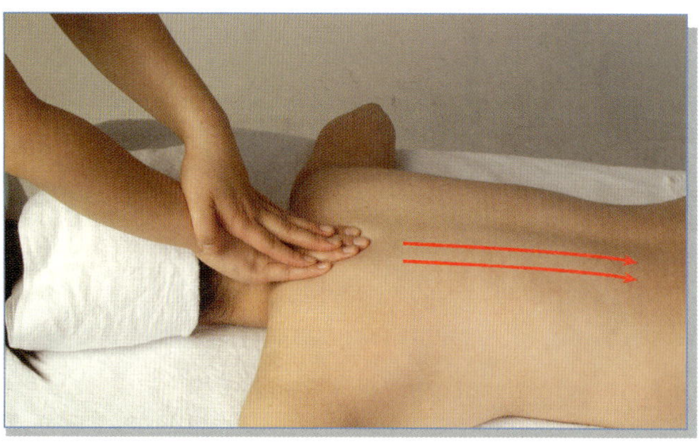

18.

척추기립근(방광경)을 쓸어 내린다. (장골능까지)

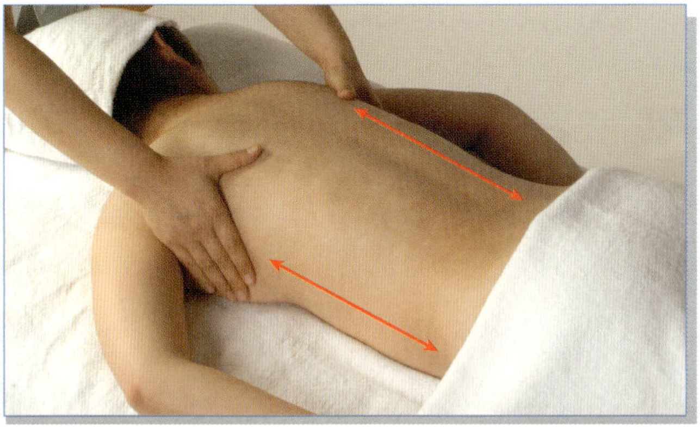

19.

담경라인 옆선을 따라 허리선을 기준으로 위 · 아래로 자극 한다.

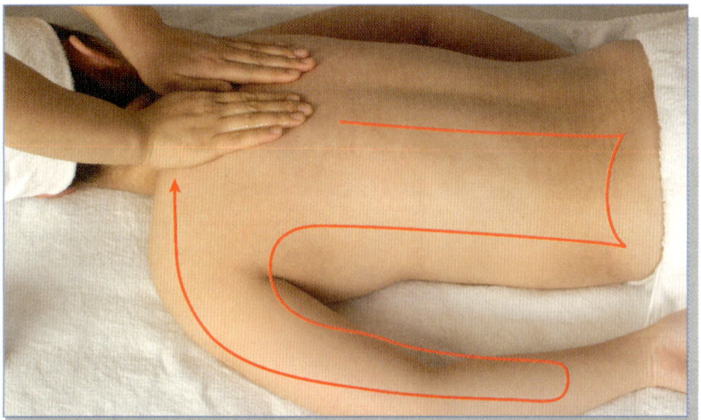

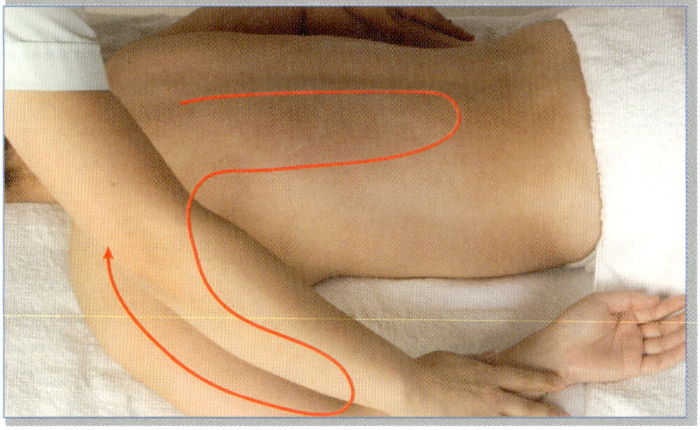

20.~21.

전체를 양손으로 가볍게 감싸 쓸어 내렸다 올린다.

3) 수삼양경

- 대장경 – 검지의 끝에서 시작하여 팔의 외측을 따라 이어지다가 어깨, 인후, 목, 입의 바깥쪽을 지나 콧구멍의 주름까지 이어진다.
- 소장경 – 새끼손가락의 윗부분, 즉 손톱의 바로 위에서 시작하여 팔의 외측을 따라 삼두박근 등의 견갑골의 중심점을 지나 목과 귓구멍의 바로 앞에 까지 이어진다.
- 삼초경 – 네번째 손가락의 끝에서 시작하여 팔을 따라 어깨, 목, 그리고 귀의 위쪽을 지나 관자놀이 까지 이어진다.

수삼양경 대장경

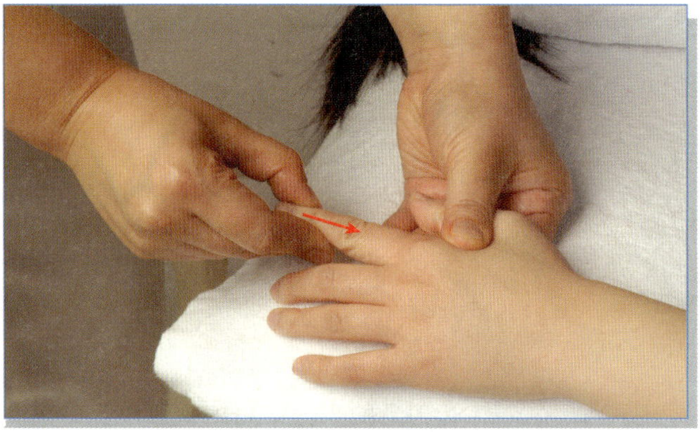

1\. 시술자의 엄지로 검지 안쪽 상향혈을 자극해 올려 준다.

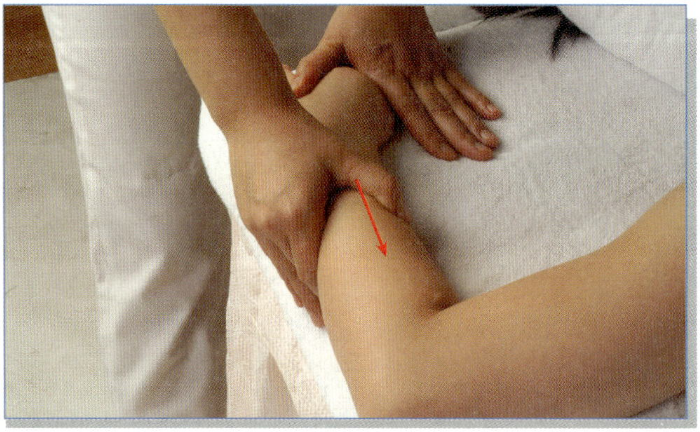

2\. 요골뼈를 따라 대장경라인을 쓸어 올려준다.

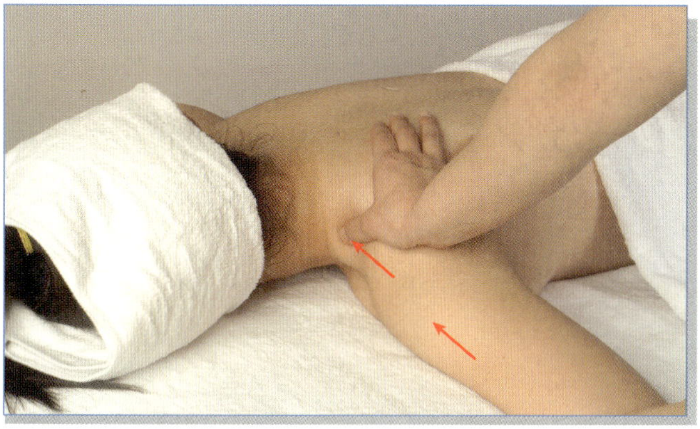

3\.

피시술자의 삼각근 전면을 엄지로 쓸어 올려 준다.

수태양 소장경

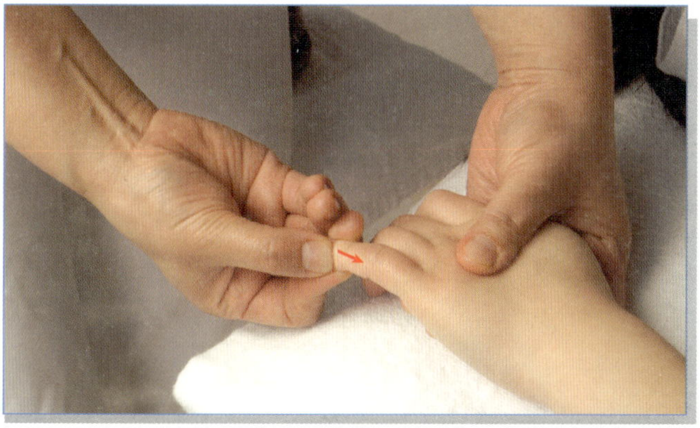

1\.

피시술자의 새끼손가락 바깥쪽 소택혈을 자극해 올라간다.

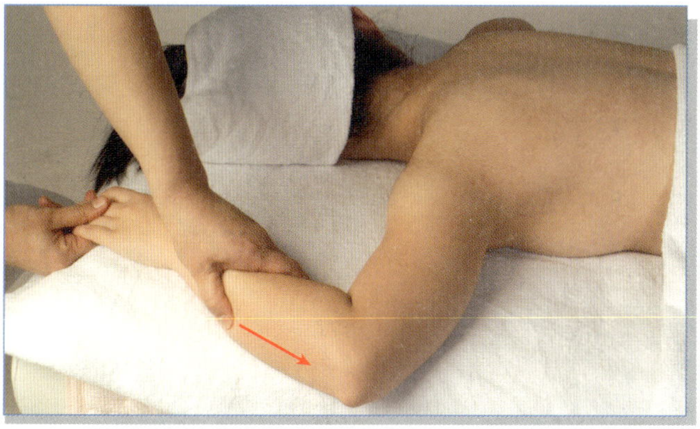

2\.

척골뼈를 따라 쓸어 올라간다.

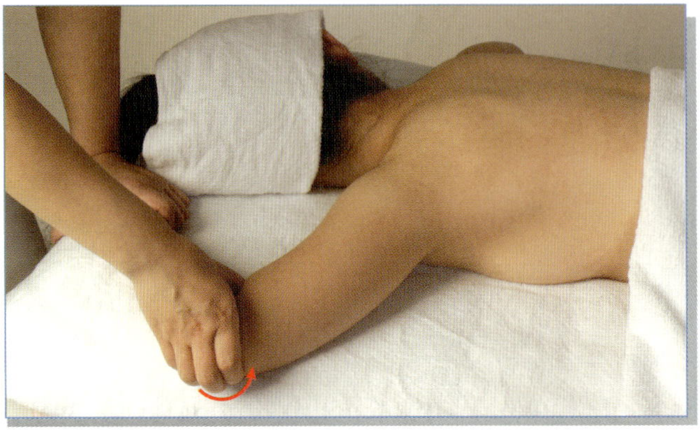

3.

시술자의 2, 3, 4, 5지를 이용해서 주두아래(팔꿈치 아래쪽)를 쓸어 준다.

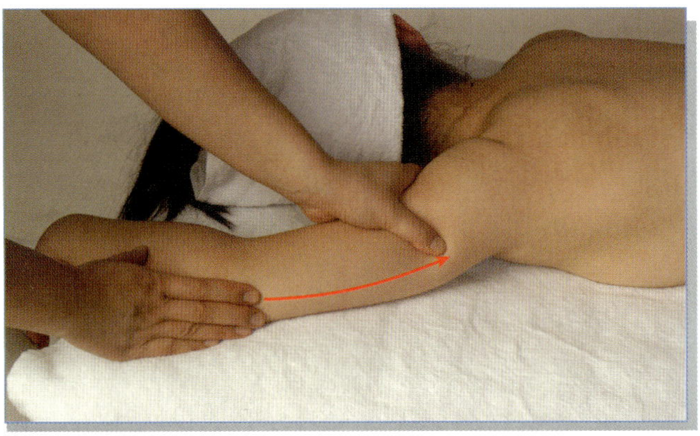

4.

엄지로 삼두박근을 쓸어 올린다.

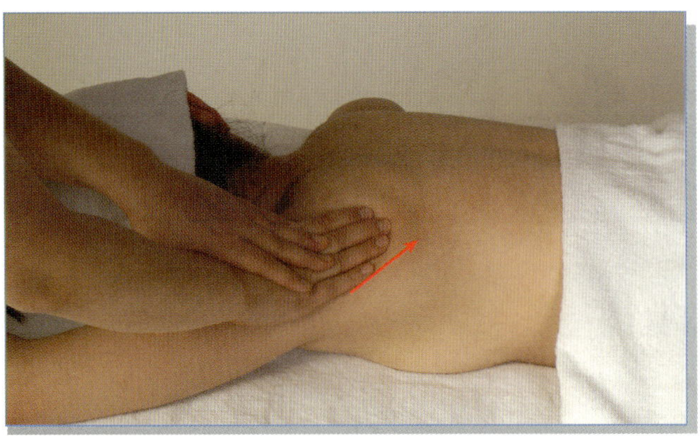

5.

양손을 겹쳐서 견갑골 위를 자극한다.

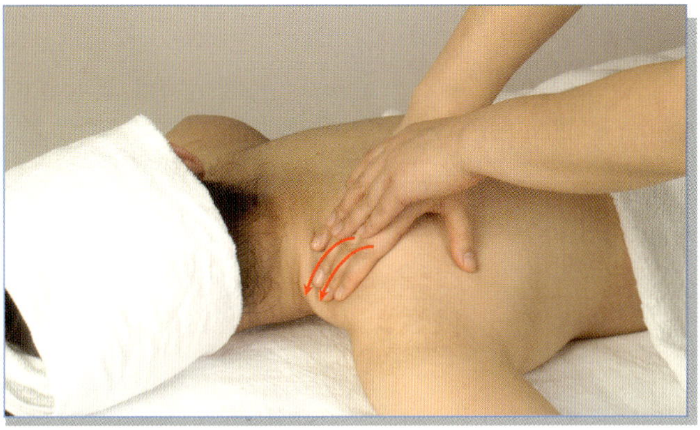

6.
견갑골 위에서 어깨부위로 쓸어 올린다.

수소양 삼초경

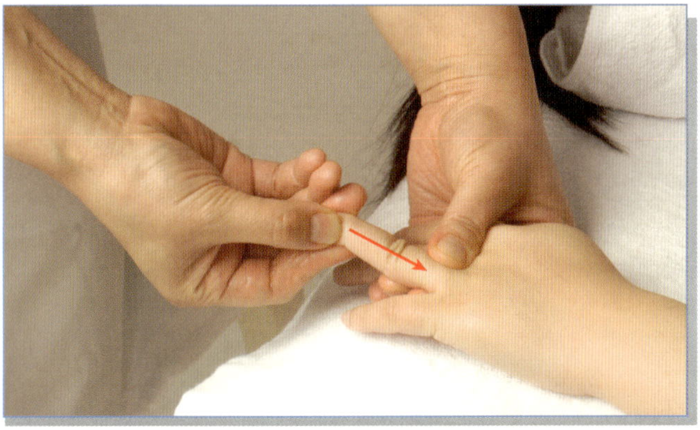

1.
피시술자의 4지 바깥쪽 관중혈을 자극한다.

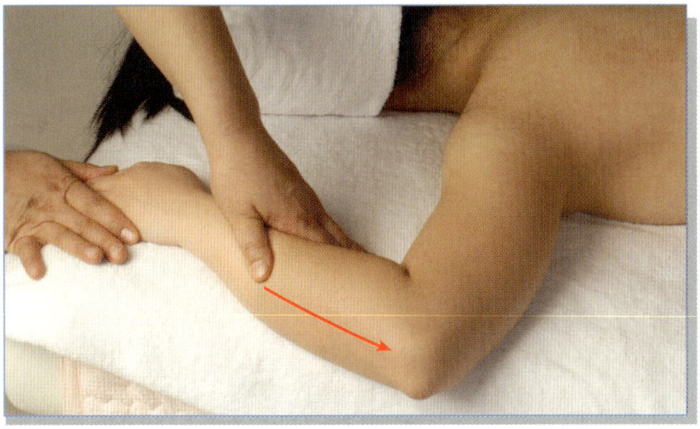

2.
요골과 척골 중간 정중선을 따라 쓸어 올린다.

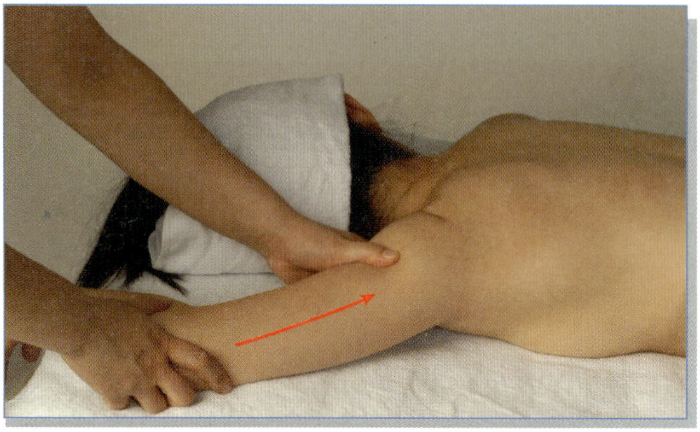

4.
엄지로 상완근 부위를 쓸어 올린다.

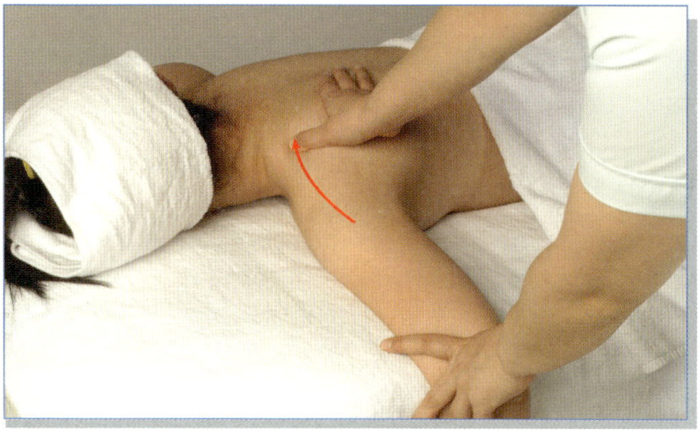

3.
상완부위를 삼각근을 지나 극상근을 쓸어 올린다.

다리 관리

1) 고관절 진단

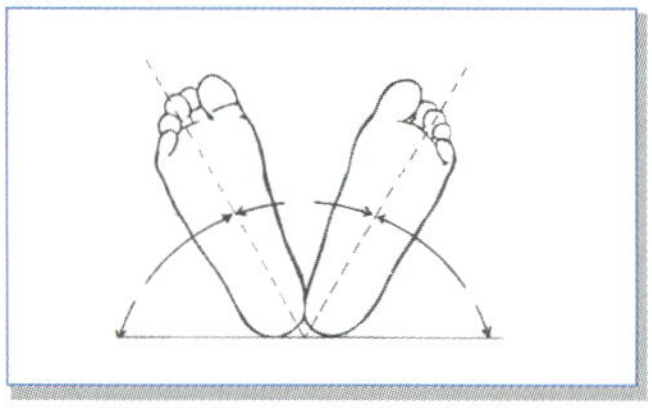

발의 정상각도 : 발의 상태도 이상적이고 고관절이 균형 잡혀 있고 다리와 어깨도 그러하다.

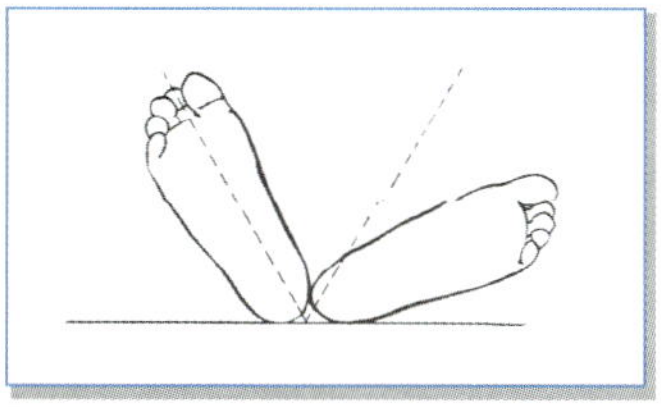

왼쪽 발이 60도 이상 바깥으로 향하고 있는 상태이며 이것은 왼쪽 고관절이 느슨함 나타낸다. 왼쪽다리가 더 짧고, 왼쪽 발에 더 많은 체중이 실린다.

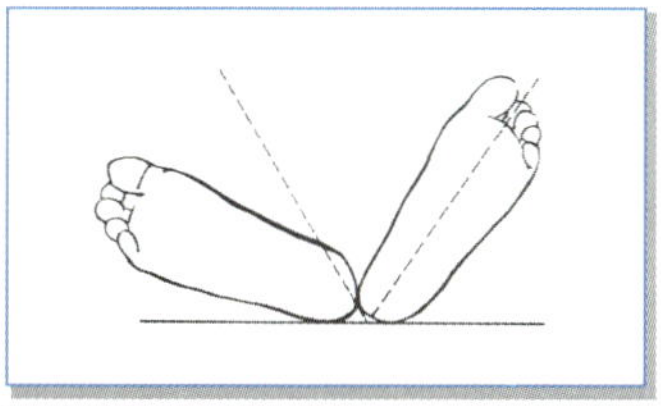

오른 쪽발이 60도 이상 바깥으로 향해 있는 상태이며 이것은 오른쪽 고관절이 느슨함을 나타낸다. 오른쪽 다리가 더 짧고, 오른쪽 발에 더 많은 체중이 실린다.

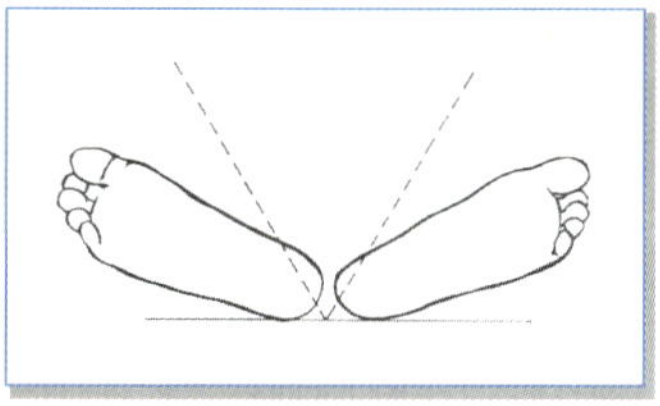

양쪽 발이 모두 60도 이상 바깥으로 향할 때는 양쪽 고관절이 모두 느슨하다.

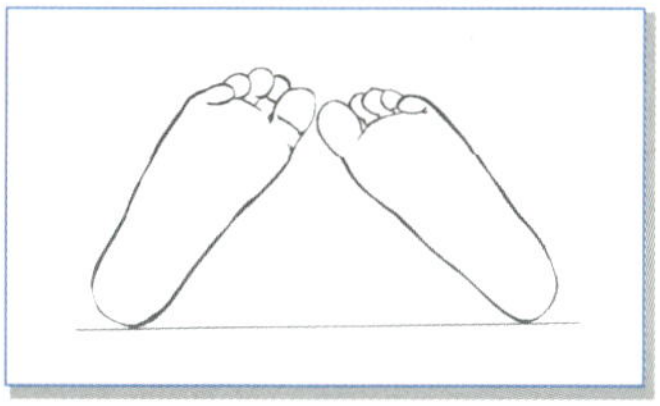

양쪽 발이 안으로 향하고 있는 상태는 양쪽 고관절이 조여져 있다. 특히 음경락(비장, 간, 신장)이 실하다.

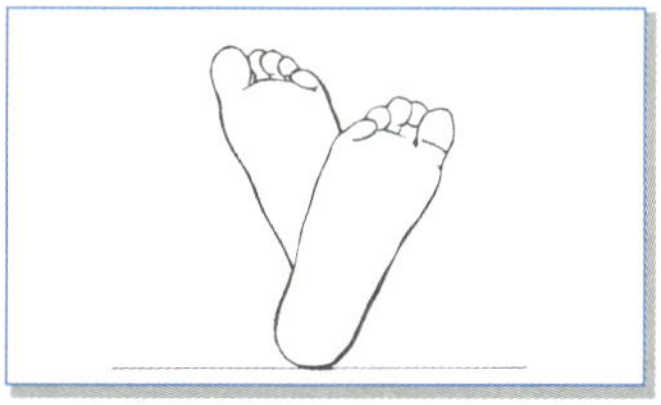

왼쪽 발이 오른쪽 발위에 있는 상태는 왼쪽 다리가 오른쪽 다리 길이보다 길다

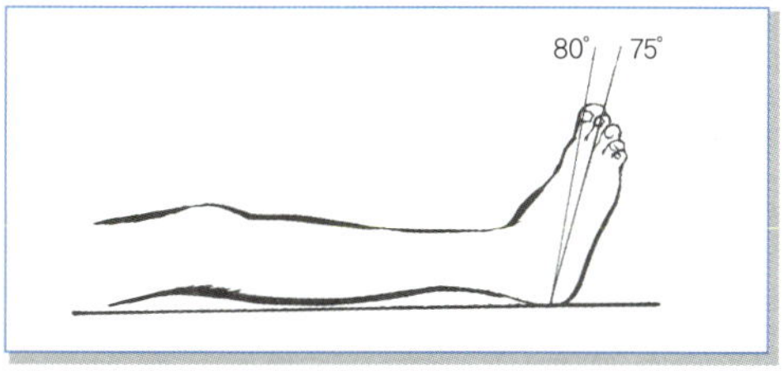

75도에서 80도가 이상적이다

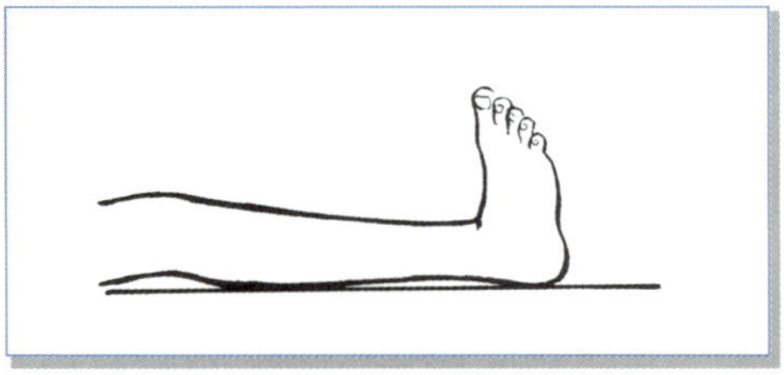

90도이상 : 위 · 경락은 실이고 너무 조여있다

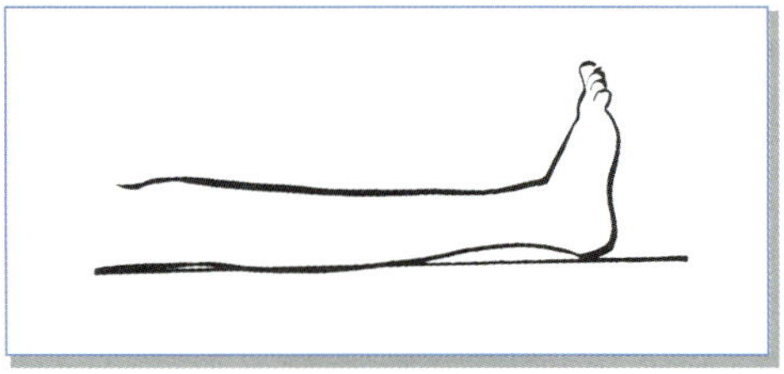

90도 : 좋은식욕, 강한건강, 그러나 가만히 있지 못한다

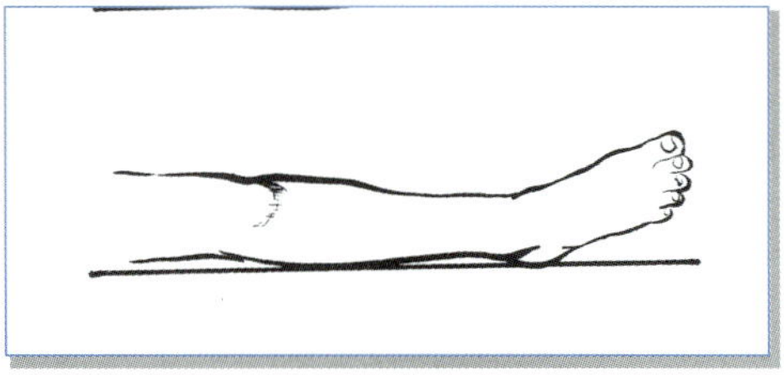

60도 이하 : 약한 체질, 좋지 못한 건강, 만성 질병

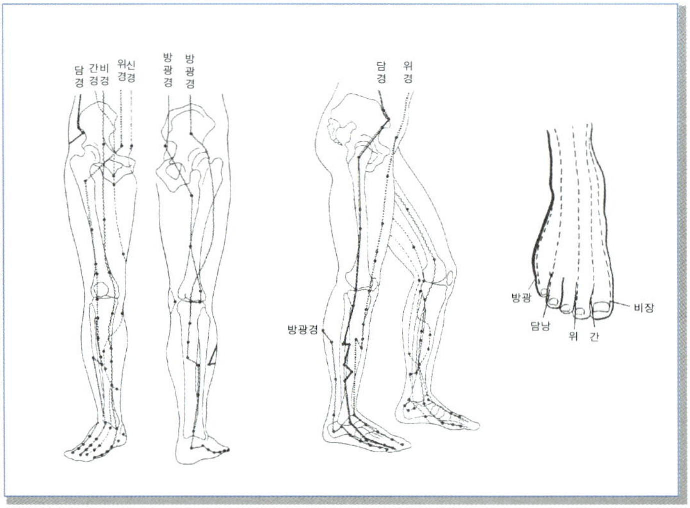

〈족삼양경, 족삼음경〉

2) 족삼양경

• 위경 – 눈 바로 밑에서 시작하여 얼굴의 양쪽에서 커다란 U자 모양을 형성한다. 내측 U경로는 눈 밑에서 입의 외측 가장자리의 끝을 따라 턱뼈까지 이어지고 외측 U경로는 두피로부터 시작하여 귀와 얼굴을 따라 내측 경로와 합쳐지는 곳인 턱까지 이어져 목을 따라 쇄골과 젖꼭지를 지나 복부, 서혜부, 넓적다리, 장딴지 그리고 둘째 발가락까지 이어진다.
– 식욕과 음식의 소비에 관여

• 방광경 – 눈의 안쪽 가장자리에서 시작하여 이마. 머리의 윗부분을 지나 등의 중앙으로 내려간다. 여기서 등의 오른쪽에 두개의 평행선을 형성하기위해 나누어진다. 등을 따라 엉덩이로 내려가 다리의 뒷면으로 이어진다. 또 무릎의 뒤에서 합쳐져서 한줄의 경락이 된다. 방광경락은 무릎에서부터 장딴지, 발목의 뒷부분, 발가락의 외측을 지나 새끼 발가락까지 이어진다.
– 배설에 관여

• 담경 – 귀의 외측 주변의 관자놀이에서 시작하여 머리의 뒷부분을 다라 내려간 뒤 머리의 측면을 따라 다시 올라와서, 관자놀이의 바로 위에서 멈추었다가 다시 목으로 내려 오는데 초생달 모양을 형성한다.
여기서 어깨의 앞쪽을 지나 복부의 외측과 앞에 지그재그 모양으로 이어진 뒤 다리의 외측을 따라 네 번째 발가락까지 내려간다.

3) 족삼음경

• 신경 – 발바닥의 한 점으로부터 시작하여 족궁, 발꿈치, 그리고 다리의 내측을 따라 생식기 위의 중앙, 그리고 쇄골이 흉골과 연결되는 곳의 바로 아래까지 이어진다.
• 비경 – 엄지발가락의 외측에서 시작하여 발의 내측을 따라 정강이뼈, 무릎, 넓적다리의 내측 위 영역까지 이어지다가 겨드랑이의 외측에 일정한 각도로 도달한다.
• 간경 – 엄지발가락의 윗부분에서 시작하여 발의 위쪽을 따라 장딴지, 넓적다리, 서혜부, 복부의 외측부분 흉곽의 밑 면, 젖꼭지의 바로 아래 6번과 7번 늑골사이의 한 점까지 이어진다

다리 관리순서

◈ 다리 후면관리 족태양(방광경)

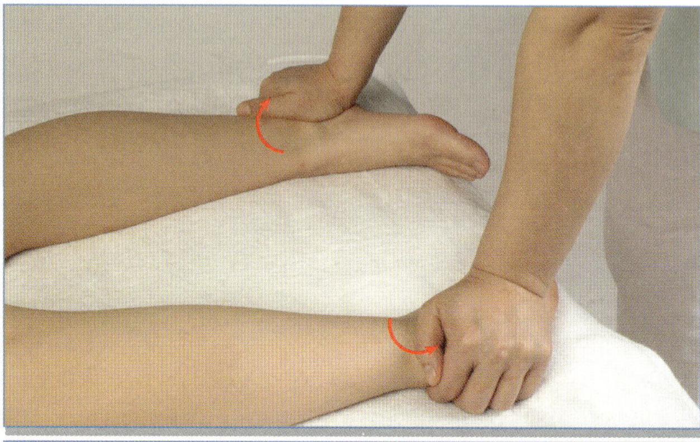

1.

뒤꿈치를 시술자의 체중을 이용하여 밖으로 눌러준다(천골 이완).

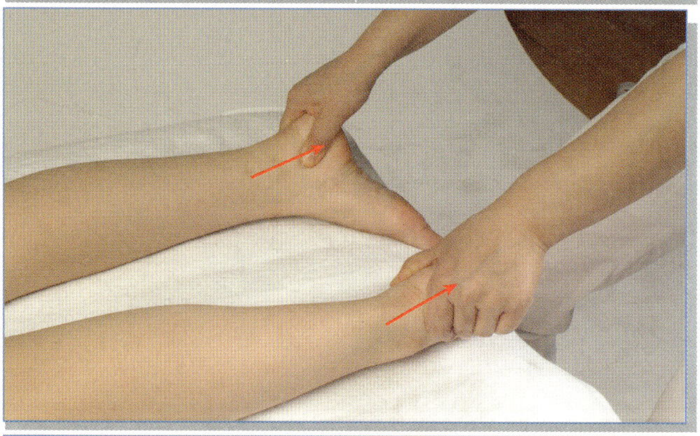

2.

뒤꿈치를 잡고 당겨 아킬레스건을 이완 시킨다.

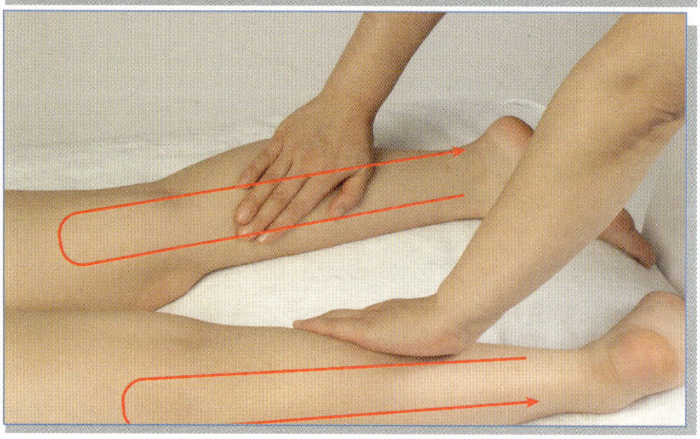

3.

내측 복숭아뼈에서 시작해서 오일을 안쪽에서 바깥쪽으로 펴 바른다.

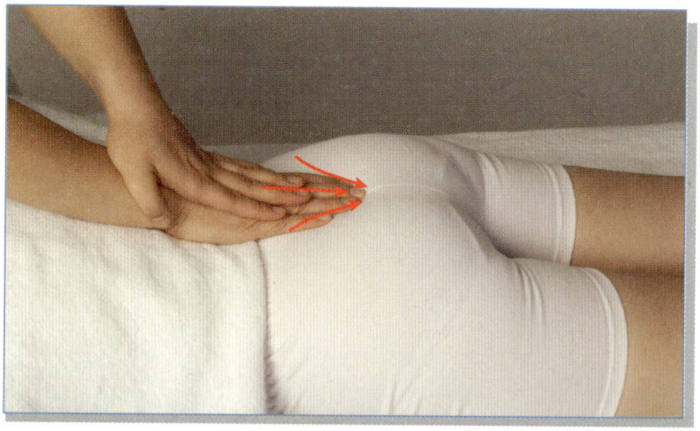

4.

양손을 겹쳐서 천골의 형태로 마사지 한다.
(요추에는 힘을 가하지 않는다.)

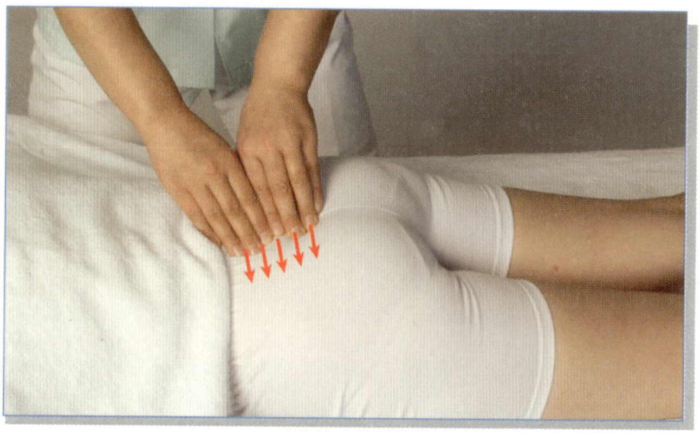

5.

천장 관절을 2, 3, 4지 지두로 파준다.

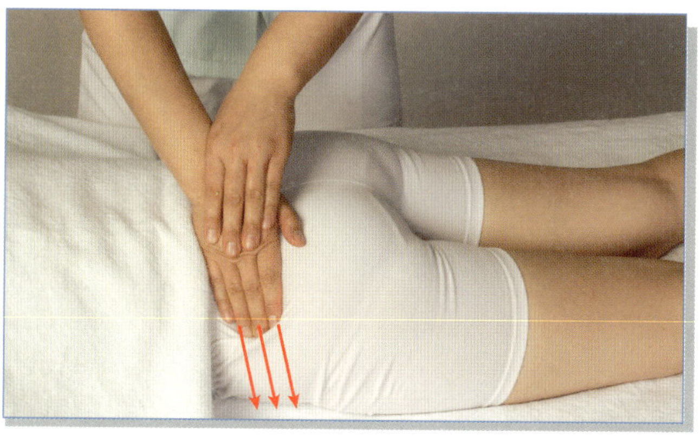

6.

중둔근을 2, 3, 4, 5지로 쓸어 내린다.

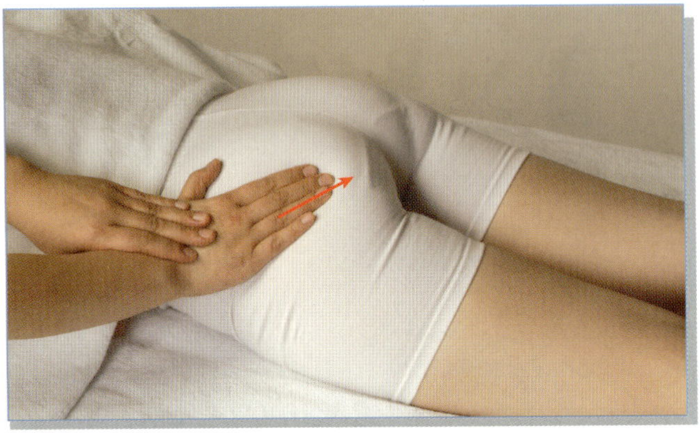

7.

중둔근을 제외한 나머지 근육 (대둔근)을 미골쪽으로 밀어 올려 준다.

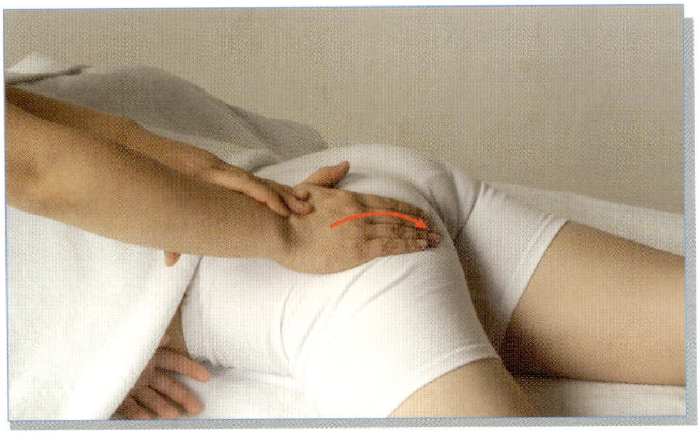

8.

피시술자의 다리를 개구리 다리 모양으로 한 상태에서 엉덩이 라인 부분을 미골쪽으로 밀어 내린다.

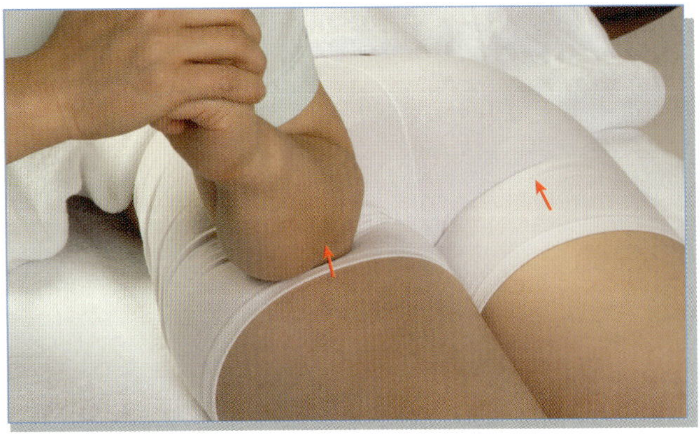

9.

승부혈을 팔꿈치(주두)로 자극해서 엉덩이를 UP시킨다.

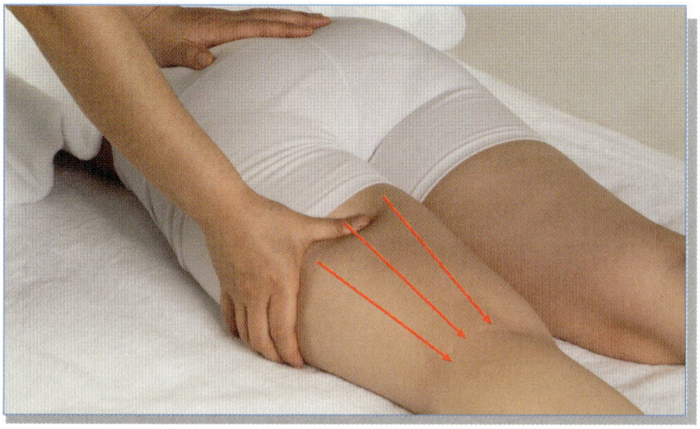

10.

뒷다리면을 3등분하여 엄지지복을 이용해서 차례로 쓸어 내린다.

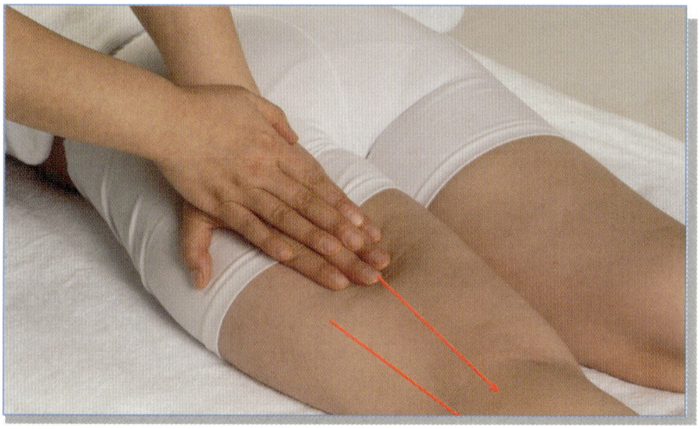

11.

손을 겹쳐서 다시 한번 방광경 라인을 따라 쓸어 내린다.

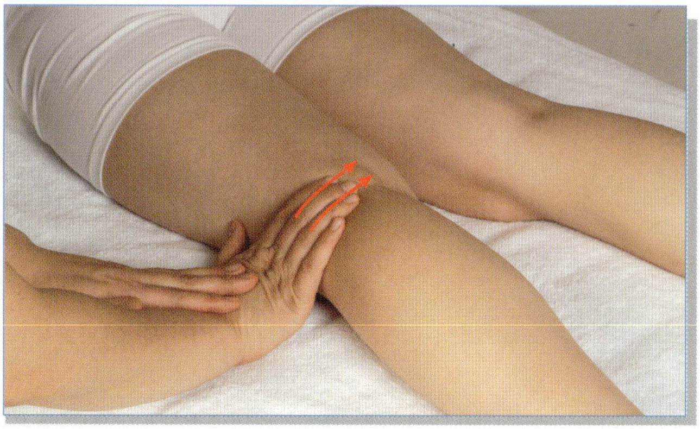

12.

슬와 부분을 손을 교차하면서 안쪽으로 쓸어 노폐물을 빼준다.

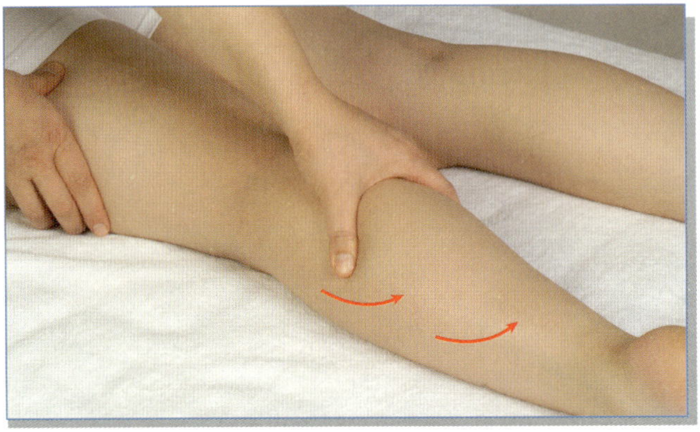

13.~14.

종아리 근육을 안으로 모아주듯이 쓸어내린다.

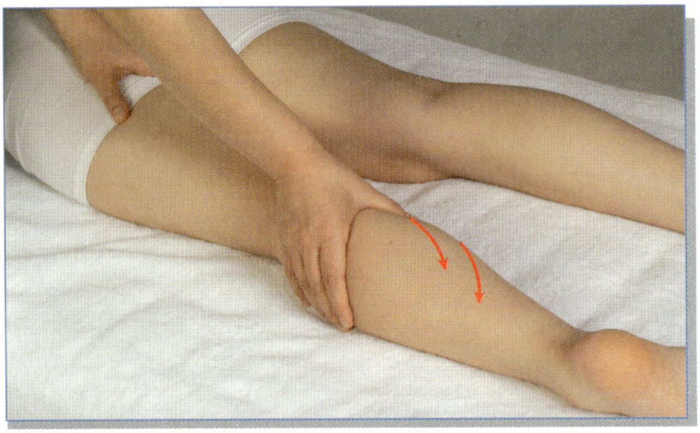

14.

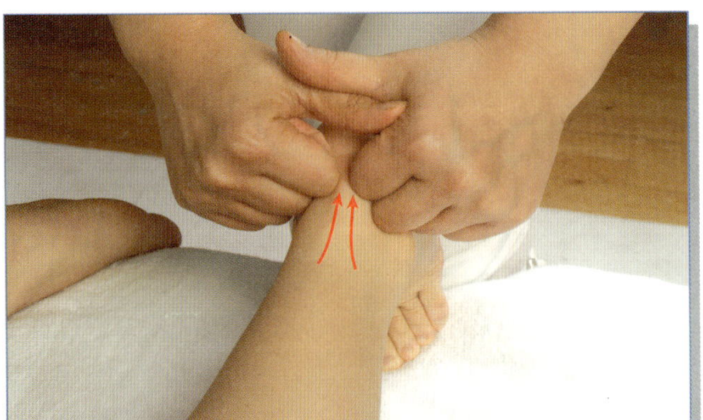

15.

엄지를 크로스해 2, 3지 지과로 아킬레스건을 당기면서 쓸어 준다. (시술자 무릎으로 발은 받친다.) 시술자의 엄지로 새끼발가락 쪽으로 쓸어주면서 지음혈을 자극한다.

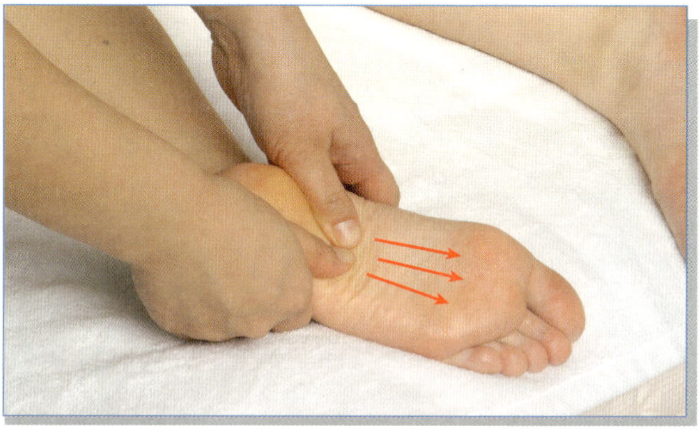

16.

발 뒤꿈치에서 발바닥 3선을 엄지를 이용하여 밀어 내린다.

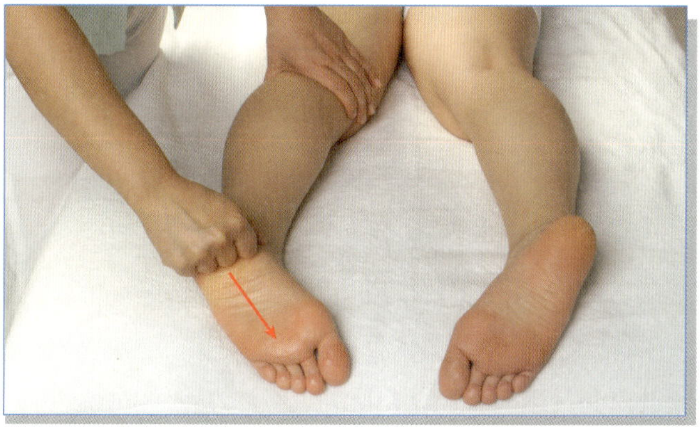

17.

주먹을 이용하여 발전체를 열이 나도록 밀어 내린다.

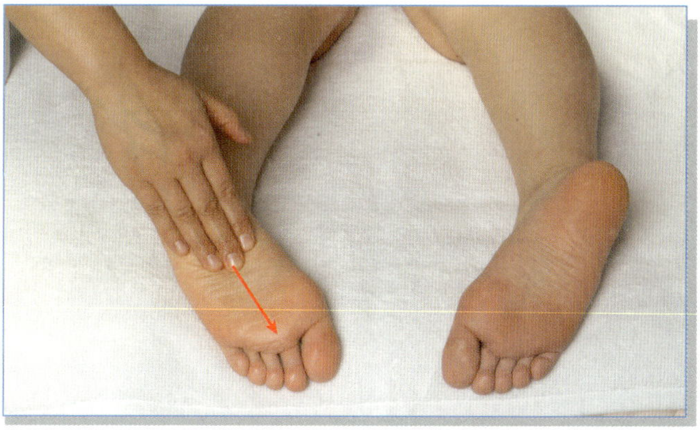

18.

교대로 손바닥을 쓸어 내린다.

◈ 다리 외측관리 족소양(담경)

한쪽 발을 개구리 모양으로 접어 고관절이 90˚가 되도록한다. 무릎은 45˚가 되도록 하고 발꿈치는 90˚가 되도록 자세를 취한다. 서혜부쪽에 베개를 넣고 고정시켜주면 편안해진다.

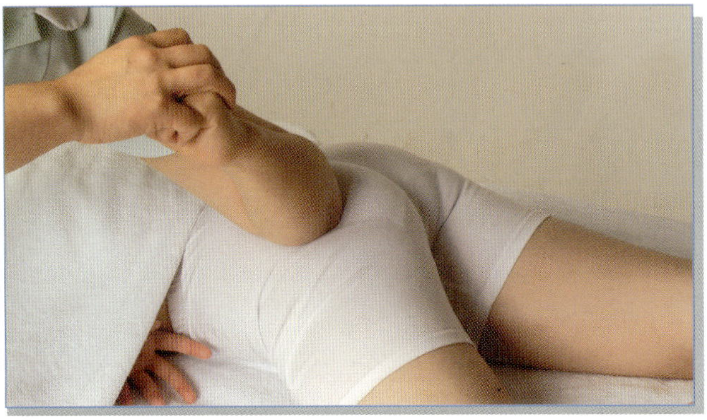

1. 환도혈을 팔꿈치(주두)로 압하고 다시 천골쪽으로 밀어 압한다.

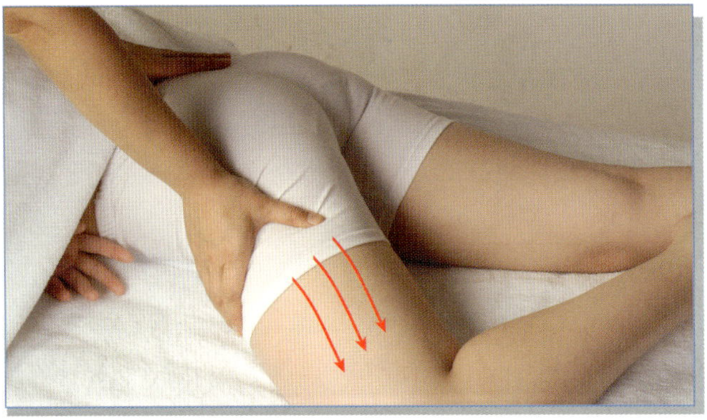

2. 옆선을 3등분으로 나누어 엄지로 3선을 따라 쓸어 내린다.

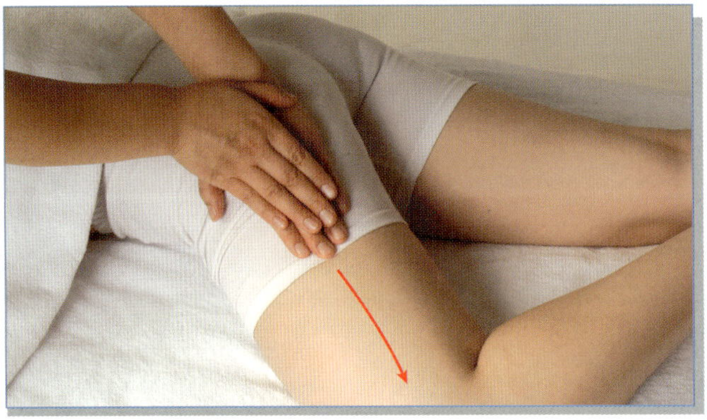

3. 양손을 겹쳐서 쓸어 내려 준다.

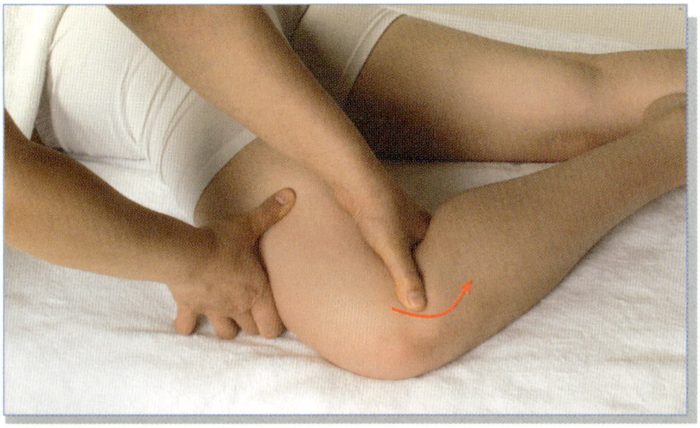

4.

슬와에 4지를 걸고 엄지로 무릎에 곡선을 그리면서 쓸어준다.

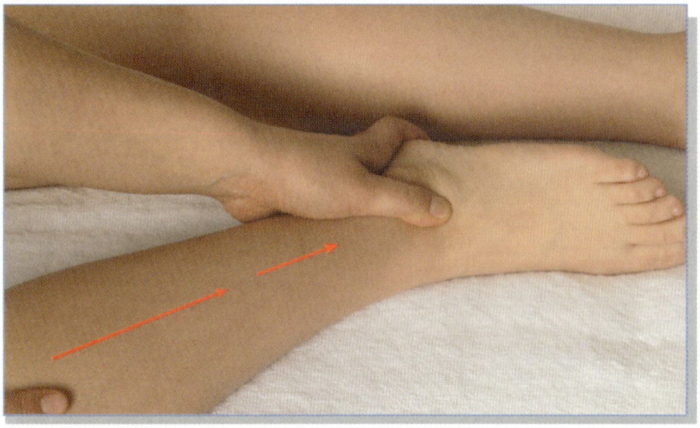

5.

비골뼈 위를 3등분으로 나누어 엄지로 발목 앞으로 쓸어 준다.

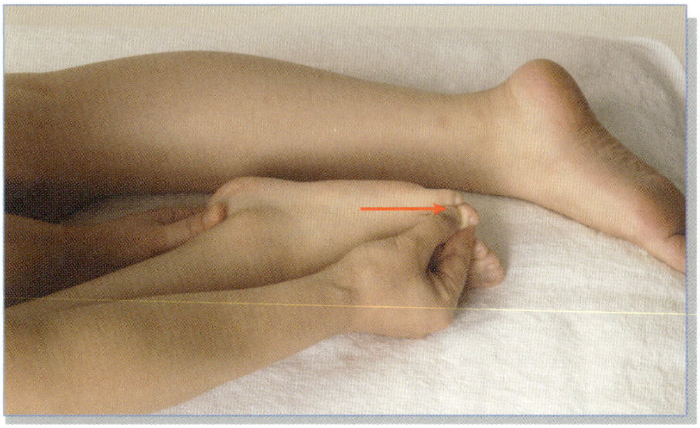

6.

네번째 발가락 바깥쪽(족규음혈)으로 빼준다.

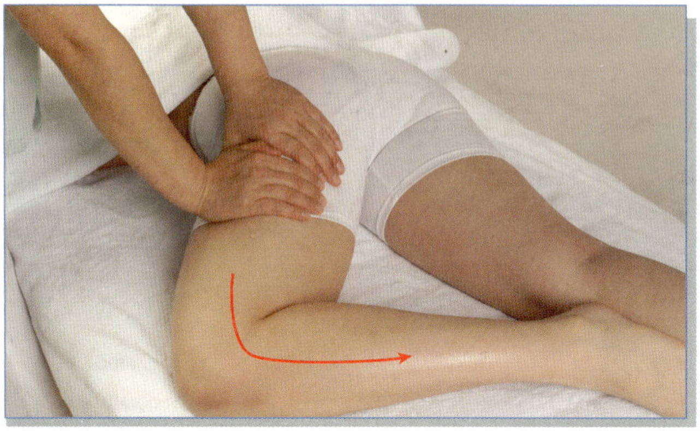

7.
양손을 밀착해서 전체를 쓸어 내린다.

◈ 다리 전면 관리(위경)

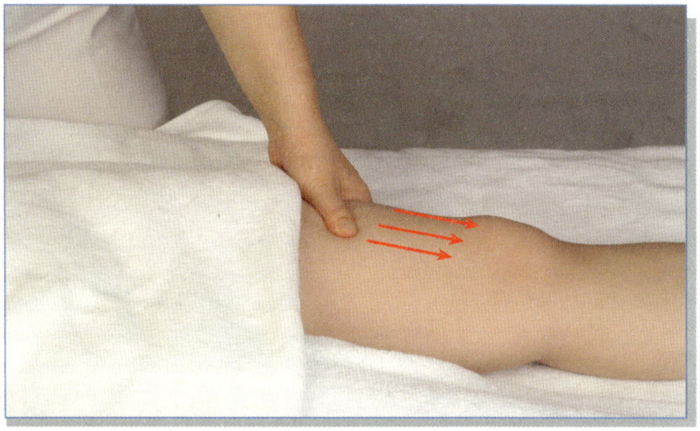

1.
다리 앞쪽을 3등분하여 나누어 엄지로 3선을 따라 쓸어 내린다.

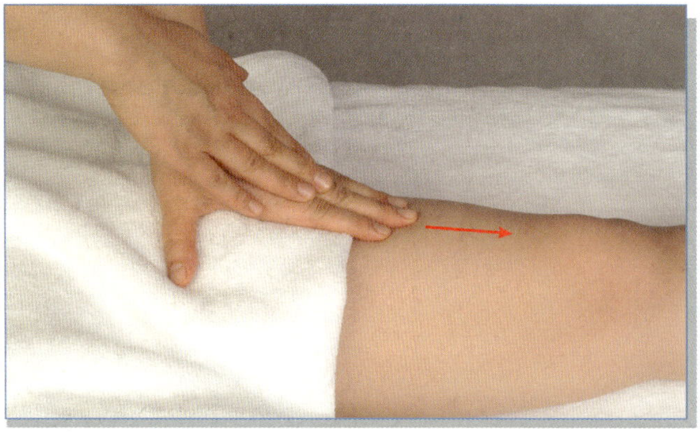

2.
양손을 겹쳐 쓸어 내린다.

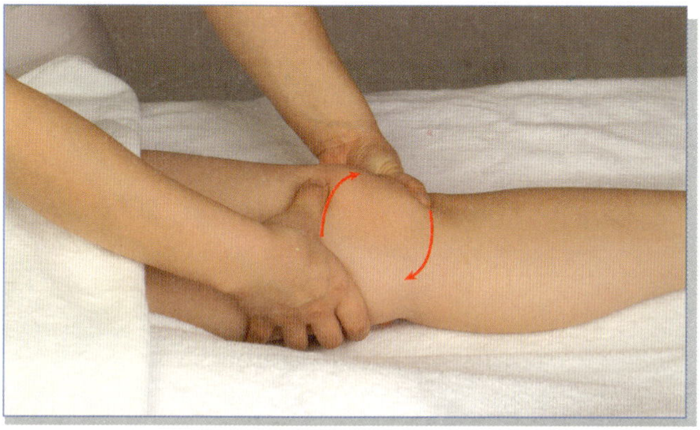

3.

엄지로 무릎을 지그재그 해준다.

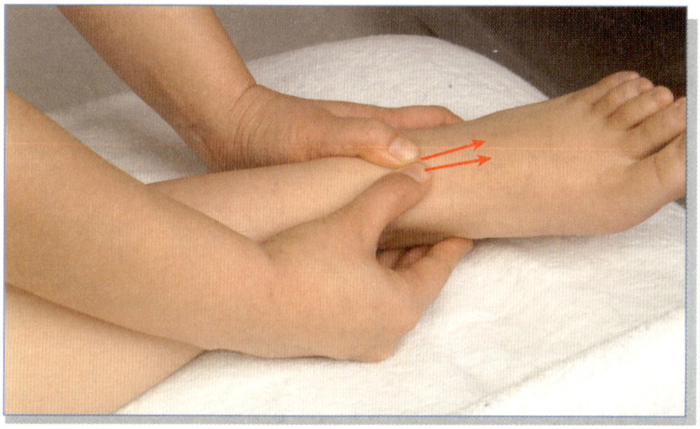

4.

위경라인의 발목부위를 엄지로 쓸어 내린다(발목은 지방정체).

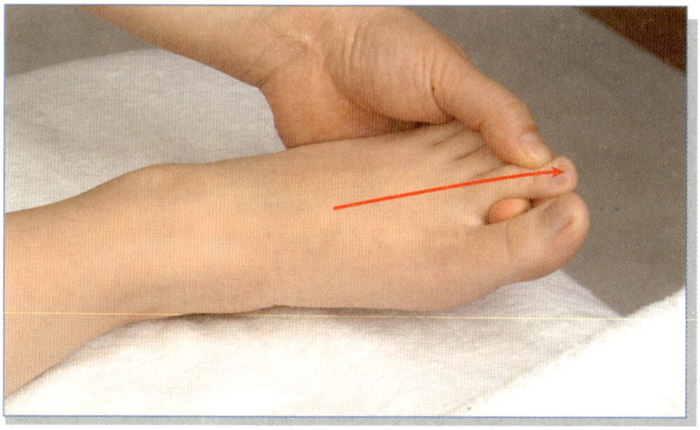

5.

2번째 발가락 바깥쪽 여태혈로 빼준다.

◈ 다리 내측관리(족삼음경)

족태음 비경

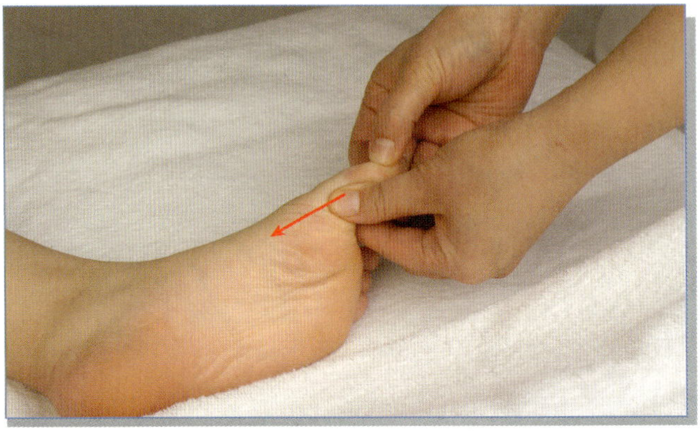

1.

엄지발가락 안쪽 은백혈을 엄지로 쓸어 자극해 준다.

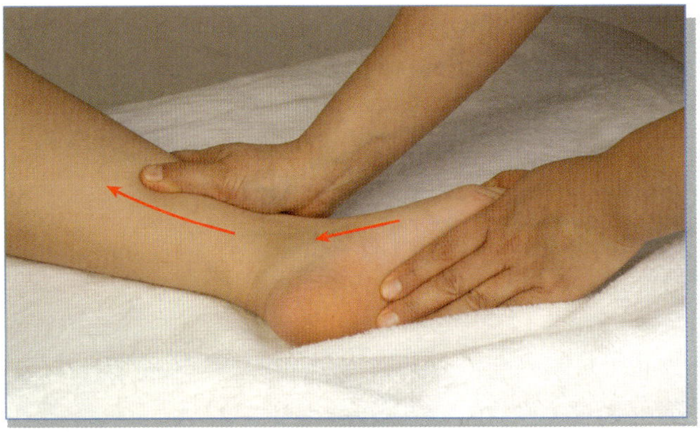

2.

복숭아뼈 앞쪽을 지나 삼음교로 쓸어 준다.

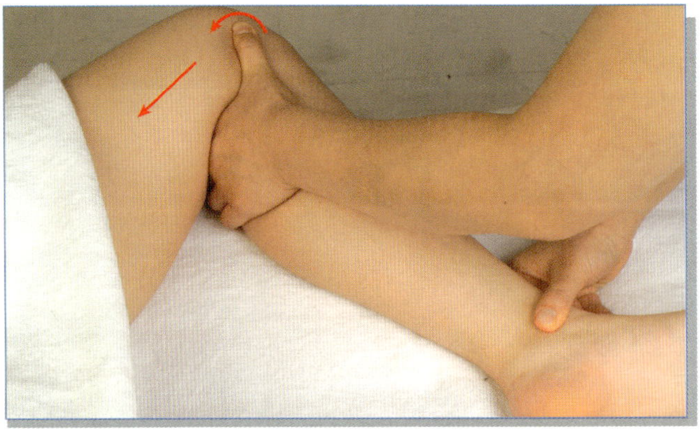

3.

슬와를 4지로 고정하고 엄지로 무릎주위를 쓸어 서혜부까지 쓸어 올린다(손을 겹쳐서 다시 올려 준다).

족소음 신경

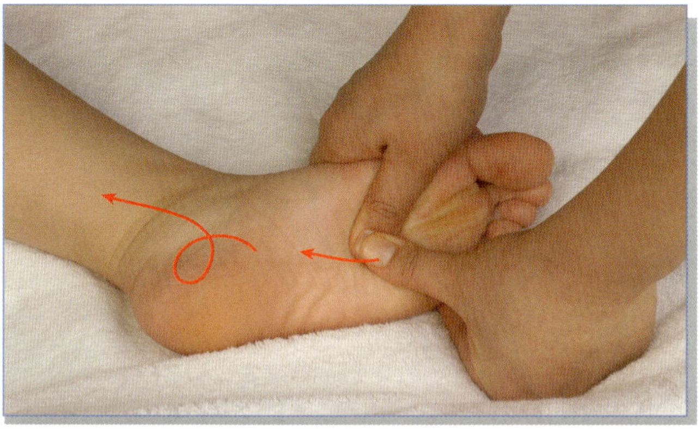

1.

신경의 시작혈인 용천을 지압하고 발 반사구인 방광을 거쳐 복숭아뼈를 돌아 삼음교로 쓸어 올린다.

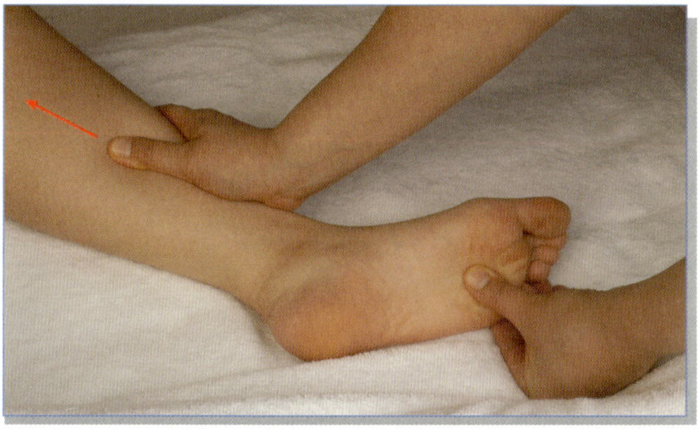

2.

족삼음경(간 · 신 · 비) 중 가장 뒤쪽라인을 따라 쓸어 올려 준다.

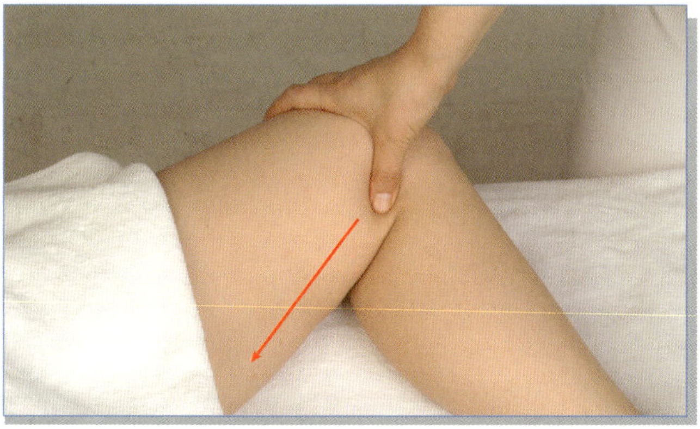

3.

(슬와를 4지로 고정해서 무릎주위를 쓸어 주고) 대퇴내측을 따라 서혜부까지 엄지로 쓸어 올려 준다.

양손을 겹쳐서 다시 올려 준다.

족궐음 간경

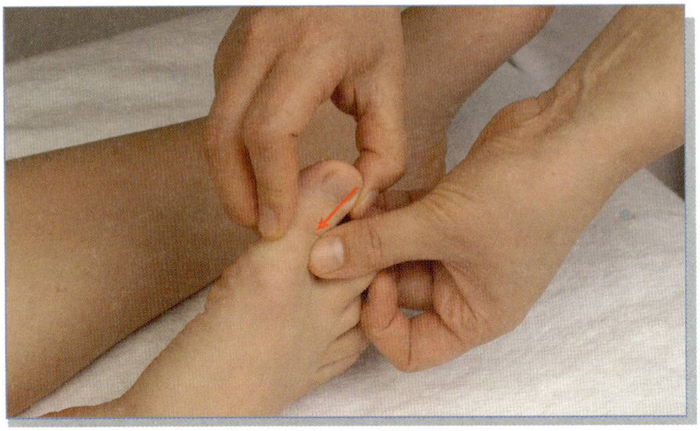

1.
엄지 발가락 바깥쪽 대돈혈을 시술자의 엄지로 쓸어 올려 준다.

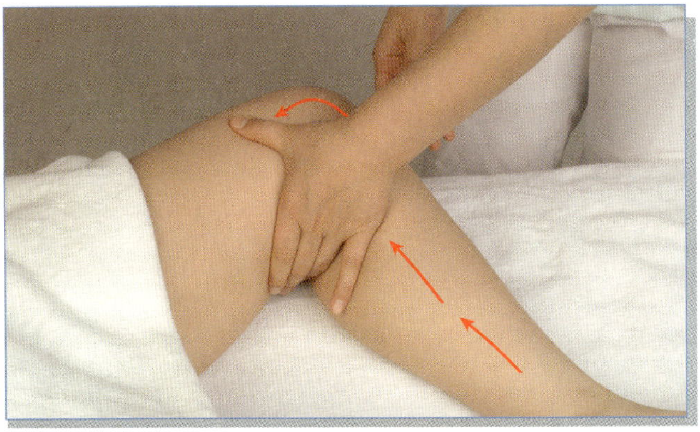

2.
복숭아뼈 앞을 지나 삼음교를 거쳐 무릎까지 쓸어올려 준다.

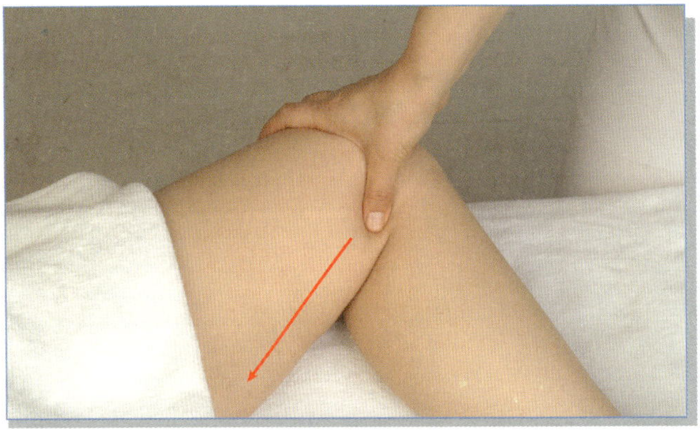

3.
무릎에서 서혜부까지 삼음 중 가운데선을 따라 쓸어 올려 준다.

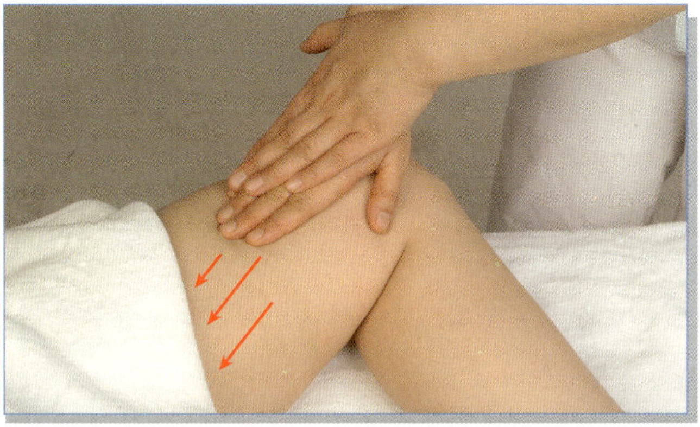

4.

삼음(비경 · 간경 · 신경)라인을 양손을 겹쳐 쓸어 마사지한다.

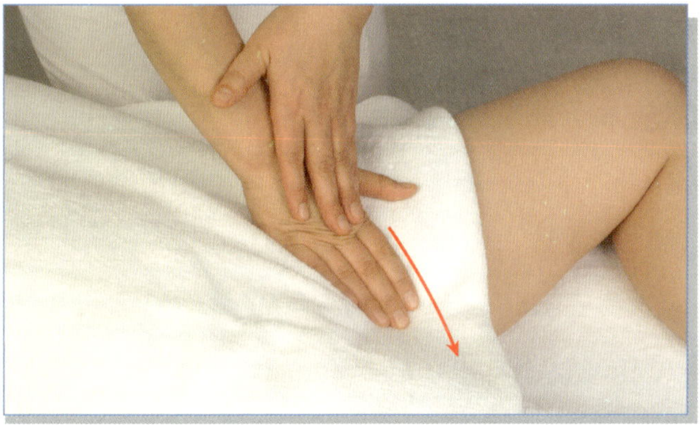

5.

서혜부 안쪽으로 노폐물을 밀어 독소를 배출시킨다.

복부관리

소화를 통해 우리 몸에 들어온 음식의 기운은 우리 몸을 유지하고 활동하는 데 기본적인 에너지가 된다. 소화를 맡고 있는 장은 우리 몸에 에너지를 공급하는 중심이다.

장을 배라고도 할 수 있지만 넓게는 오장(五臟)을 모두 포함한다.

우리 몸의 내장은 활동하기에 적당한 온도가 있다. 심장에서부터 기혈이 지속적으로 오장으로 흘러갈 때 오장은 정상적인 체온을 유지할 수 있고, 정상적으로 활동할 수 있다. 장이 정상적으로 활동해야 우리 몸에 기혈이 원활하게 공급될 수 있다.

음식물이 소화가 되면서 영양소는 모세혈관을 통해 간으로 들어 가고 음식의 기운은 경락을 타고 피를 따라간다.

그런데 심장과 폐에서 오장으로 흘러가는 기혈이 막혀 있으면 우리 몸은 소화 기능을 제대로 발휘할 수 없고 기운의 흐름이 조금씩 막히게 된다.

그 결과 장은 점점 차가워지고 심하면 얼음덩이가 들어 앉은 것처럼 차가워져서 장이 부드럽게 활동하지 못해 만성변비나 소화불량으로 대장에 숙변이 쌓여 장내에 유독가스가 많이 발생되고 인체에 해로운 병원균의 온상이 되기 쉽다.

그러므로 장을 따뜻하게 하여야 한다. 장을 따스하게 하려면 먼저 숙변부터 배출하고 복부 마사지와 장운동, 골반운동, 호흡법이 많은 도움이 된다.

복부를 마사지 할때는 복부 중앙에 흐르는 임맥의 복직근을 충분히 풀어주고 장부가 위치한 간담구역, 명치구역, 폐 · 대장구역, 방광 등 생식기 구역, 배꼽을 중심으로 한 소장구역을 집중적으로 풀어준다. 그러면 인체에 많은 변화가 일어나는 것을 직접 체험 할 수가 있을 것이다.

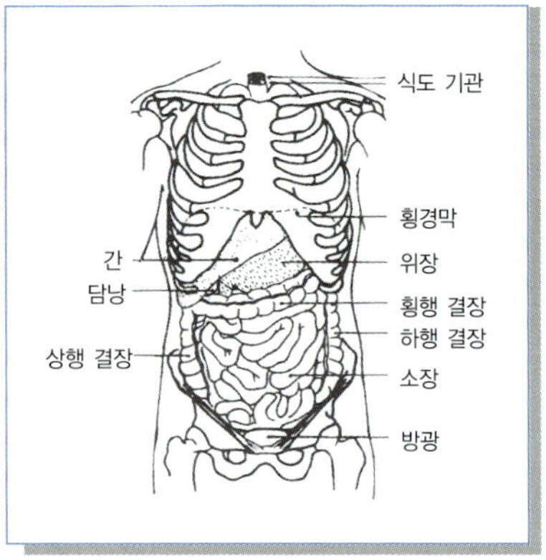

거의 모든 경맥은 모두 복강을 지나가며, 복강의 장부와 연계되어 있다.

그러나 혈(穴)이 이동하는 길은 다음과 같다.

✽ 족태음비경

허벅다리 내측전면에서부터 나와서 복부로 들어가는데(중극에서 모여 관원)을 거쳐 비장에 속한후 위를 지나(하완에 모여서 일월, 기문) 횡경막을 통과해서 위로 올라간다.

✽ 족소음신경

대퇴내측 후면에서부터 척주의 꼬리뼈를 통과하여(정강에서 잠시 머문 후) 신장에 머물렀다 방광에 연계되어 중극에서 머물다가 관원을 지나 위쪽의 통곡, 유문을 지나 간과 횡경막을 통과하여 폐로 들어가기 위해 위로 올라간다.

✽ 족궐음간경

대퇴부 내측에서부터 음모 안으로 들어가서 음부를 순환한 후 아랫배에 도착한다. 급맥, 충문에서 머문 후, 중극, 기문에 머문 후 위의 옆으로 와서 간에 잠시 머문 후, 담에 와서(장문, 기문) 다시 횡경막을 통해서 위로 향한다.

✽ 족양명위경

유방안에서 시작해서 유근을 지나 횡경막을 통과해 위에 머문후 상완, 중완을 거쳐 비장으로 이어진다. 배꼽 양옆아래로 내려와서 볼용, 천추를 거쳐 복부의 고랑을 따라 아래로 들어간다.

✽ 족소양담경

겨드랑이 밑에서부터 가슴의 측면을 따라서 횡경막 통과 후 간에 연계 된 후, 담에 머문다음, 끝으로 옆구리를 통과 하여(경문, 장문) 아래로 향해서 엉덩이 관절 부위에 머문다.

✽ 임맥

회음혈에서 시작해서 위로 향해서 음모부위를 통과하여 계속해서 복부의 겉(벽)에서 깊숙이 이어진다. 중완, 거궐로 다시 위로 올라간다.

복부 관리는 복부 중앙에는 임맥이 흐르고,
제 1 복부 측면에는 족소음신경이 흐르고,
제 2 복부 측면에는 족양명위경이 흐르고,
제 3 복부 측면에는 족태음비경이 흐르고,
외측면에는 족궐음간경과 족소양담경이 흐른다.

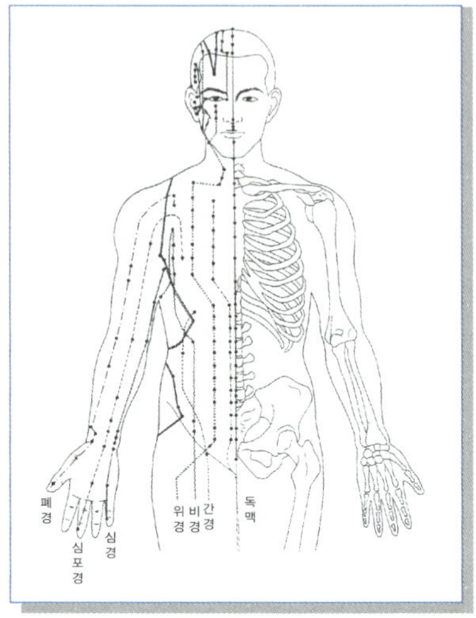

삼초는 몸의 세 에너지 중심을 말한다. 여기서 초(焦)는 태운다. 즉 에너지 화(化)를 의미 한다. 상초는 뇌, 심장, 폐 즉 호흡기와 순환기를 말하고, 중초는 간, 신장, 위, 체장, 비장, 즉 소화기를 말하고 하초는 대장, 소장, 방광, 성기관, 즉 배설기와 비뇨기를 말한다. 삼초의 세 부위를 조화롭게 만들어 줌으로써 최상의 상태를 유지시켜 준다. 삼초는 인체를 통해 흐르고 있는 에너지를 조절하는데 마치 에어컨이나 히터처럼 자동 온도 조절 장치의 역할을 한다.

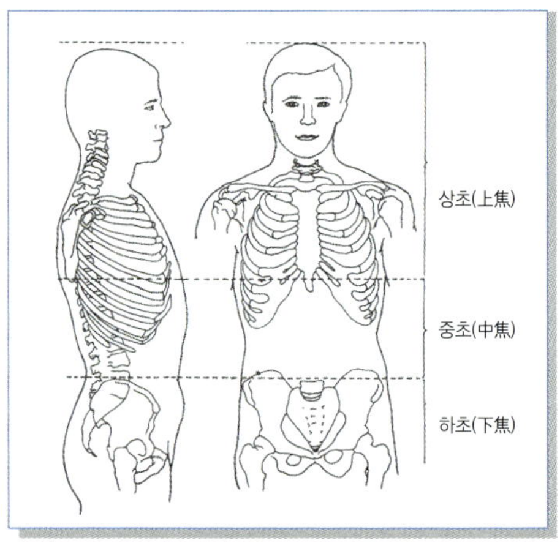

심장이 과열되었을 때 삼초는 열을 중초를 통해 허리부위인 하초로 순환시켜준다. 그곳에서 뜨거운 에너지가 식혀져 심장으로 다시 순환하게 된다.

아래로 내려간 열기는 아래의 서늘한 에너지가 너무 차지 않게 방지해 준다.

화(化)의 기운이 아래서 위로 밀어 주는 것이 운동성이 있어 살아있는 모습이다.

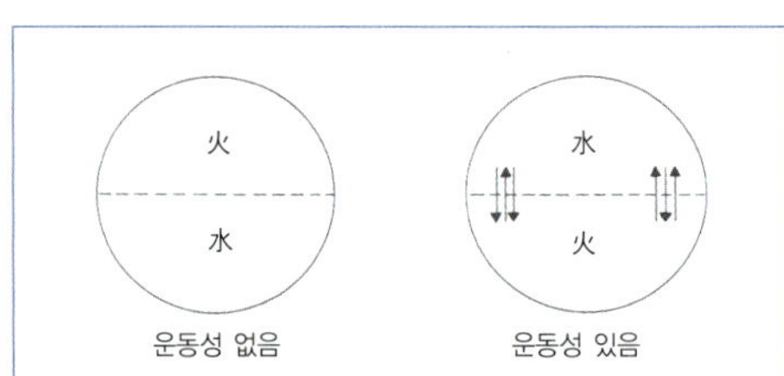

화(火)의 기운은 상승을 하므로 아래에서 치밀어 주고 수(水)의 기운은 하강한다. 그래서 복부 마사지는 화(火)와 수(水)의 기전을 움직이는 마사지이다.

경락맛사지에서는 배꼽과 해당 장기의 반사구역을 중심으로 진단한다. 배꼽은 각 장기와 연결되어 있어 장기의 나쁜 기운을 배출함과 동시에 우주 에너지가 들어오는 문 역할을 한다.
진단할 때는 배꼽이 당기는 형태나 모양을 보고 해당 장기의 이상을 판단 할 수 있다.

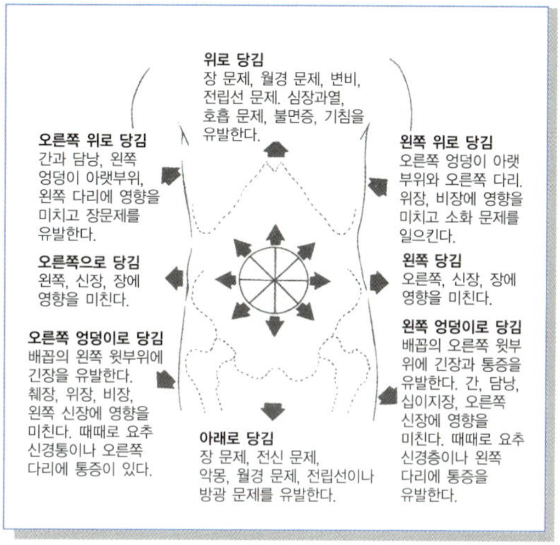

복부호흡을 실시하기 위해서는 가슴이 완전히 이완되어 있어야 한다. 숨을 들이마시고 공기를 복부로 끌어내린다. 복부가 최대한 불록하게 튀어나오기 시작한다.
위만 팽창시키지 말고 횡경막이 내려가고 복부가 공기로 가득 차면, 복부의 내장이 들어 있는 공간의 빈 곳이 최소한으로 줄어들어 장기들이 스스로를 마사지 하게 된다.
최대한 복부를 집어 넣으면서 코로 숨을 내쉰다.

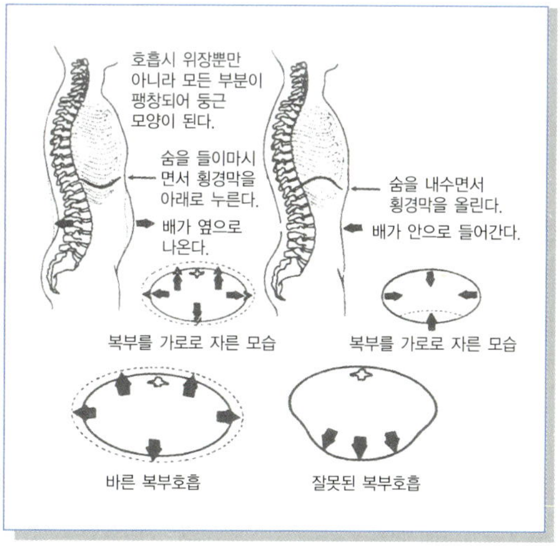

내장반사구는 해당 구역을 손으로 만져서 느껴지는 통증이나 근육상태로 해당 장부를 진단하는 가장 일반적인 방법이다.

– 배꼽주위는 중앙토로 볼때는 비장으로 판단하는 경우도 있다.
그러나 본교재에서는 해부학적 견해에서 해석하였다.

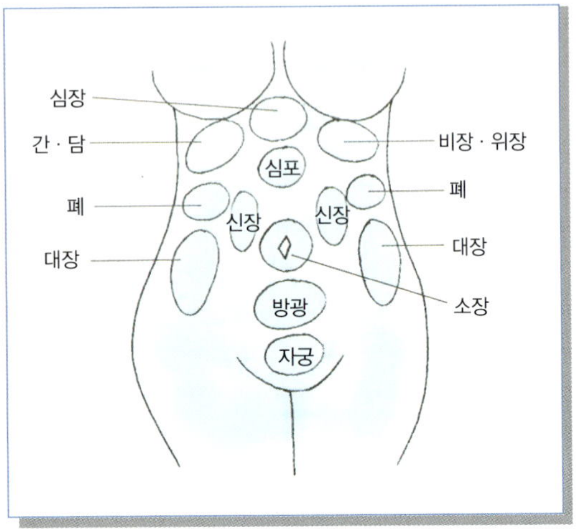

✲ **건강하지 못한 장은 복부의 형태를 변형시킨다**(다음 페이지 그림 참조).

가스가 대장의 구석에 축적되면 갈비뼈가 위쪽이나 바깥쪽으로 눌리게 된다. 이는 한쪽이나 양쪽 갈비뼈에서 일어날 수 있다. 그 변형의 강도는 얼마나 많은 가스가 축적되느냐에 달려 있다. 이 상태가 만성적으로 지속되면 갈비뼈가 찌그러진다. 갈비뼈는 척추에 붙어 있기 때문에 척추의 위치 또한 변형되기 시작할 것이다.

▶ 요추가 자연스럽게 만곡을 이루지 못하고 쭉 펴져 있는 약한 근육을 지닌 사람은 장이 건강하지 못할 소지가 더 많다. 위와 장 양편에 가스가 차기 쉬운 타입이다(그림– ㄴ).

▶ 근육이 두텁고 튼튼해 보이며 요추를 과도하게 만곡시킴으로써 장을 위한 공간을 더 많이 확보하는 경향이 있어 가슴에서 위 부분에 걸쳐서 배가 나와 있다.
이 타입은 위에 가스가 차기 쉽고 트림이 자주 나오는 경향이 있다. 대체로 과식하는 경향이 있으므로 식사에 주의를 해야 한다. 변통을 조절하여 불필요한 물질이 오랫동안 체내에 머물지 않도록 해야 한다(그림–ㄷ).

▶ 강한 근육과 건강하지 못한 장을 지닌 사람, 특히 여성은 요추 부위가 앞으로 내밀어져 요

추 결합 부위가 과도하게 만곡된 구조를 가지며 장이 가스로 가득차기 쉽다(그림-ㄹ).

▶ 장이 건강하지 못하고 근육이 약하고, 피로한 사람은 요추부위의 만곡이 자연스러움을 넘어 과도해지고 흉추도 과도하게 만곡시킴으로써 장을 위한 공간을 더 많이 확보하려고 함으로 복부가 튀어나오게 된다(그림-ㅁ).

▶ 근육이 약하여 배꼽에서 하복부에 걸쳐서 배가 나와 있으며 내장은 전체적으로 처져 있고 배에는 탄력이 없다. 이러한 체형이 되는 원인의 첫 번째 요인은 수분의 과다 섭취이다. 하복부에 가스가 차기 쉬우며 손발 등의 신체 말초부분이 차므로 특히 주의를 요한다(그림-ㅂ).

▶ 크고 무거운 배로 가슴과 횡경막은 위로 밀려지고 넓어지고 내장 전체적으로 가스가 많이 차 있다(그림-ㅅ).

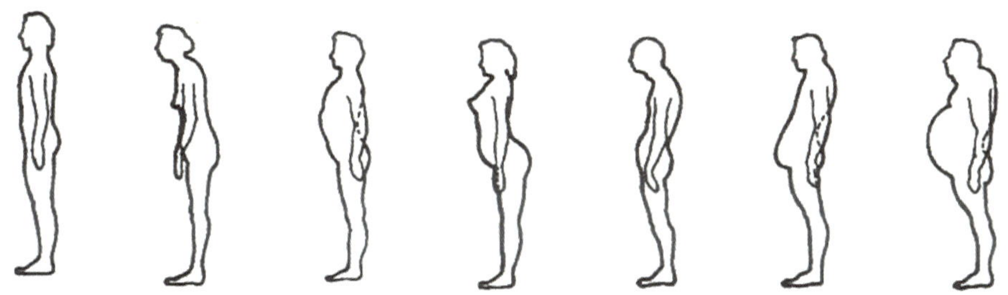

복부관리 순서

※ 임신과 월경기에 있는 여성과 담낭, 신장에 결석이 있을 때는 복부 마사지를 해서는 안 된다. 하지만 만성 변비로 고생하는 사람과 소화불량, 위통, 복통, 정기적인 배변을 필요로 할 때는 장기적 복부 마사지를 요하는 경우이다.

복부 마사지는 시술자의 오른편에 서서 시술한다.

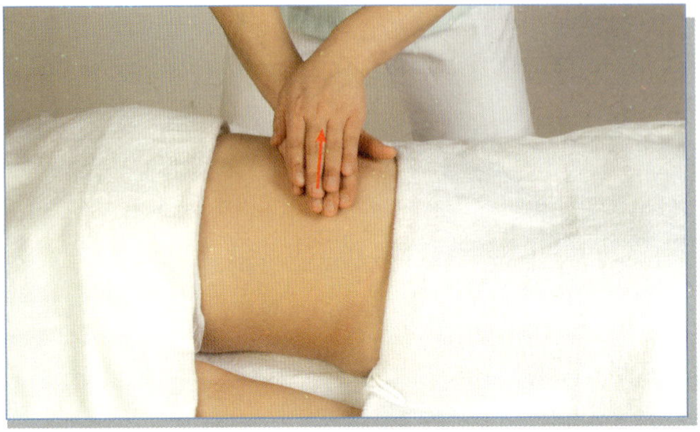

1.
들숨유도
(복식호흡을 유도한다.)

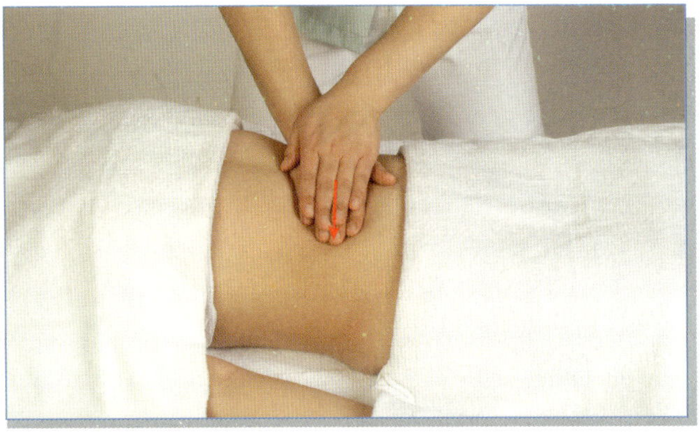

2.
날숨유도
(복식호흡을 유도한다.)

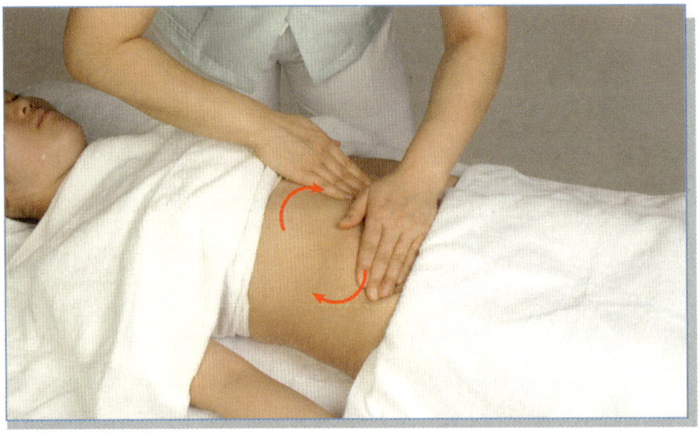

3.
손바닥을 이용하여 시계방향으로
돌린다(기본동작).

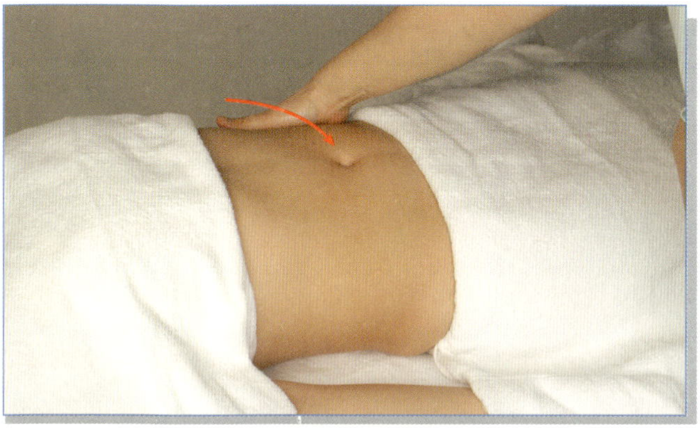

4.

배 측면(하행결장)을 교대로 끌어 올린다.

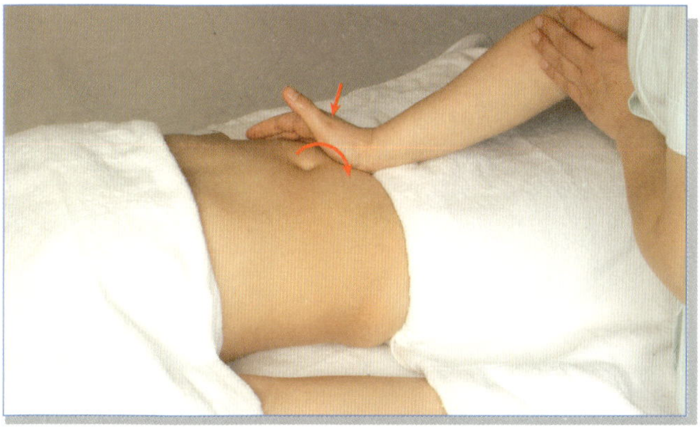

5.

S결장을 떠올리듯 자극한다.

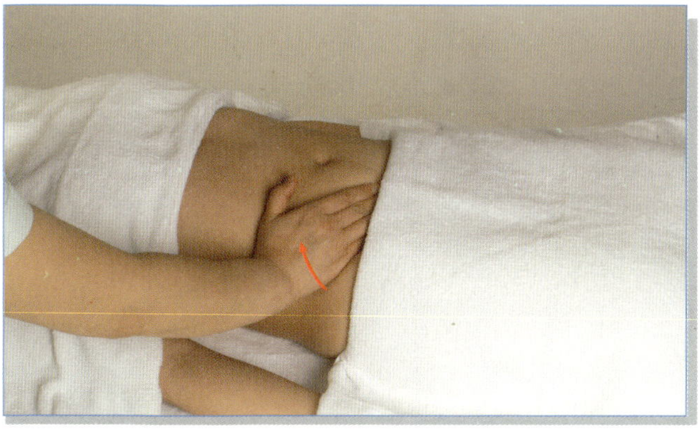

6.

대장의 시작인 상행결장을 떠 올리듯 자극한다.

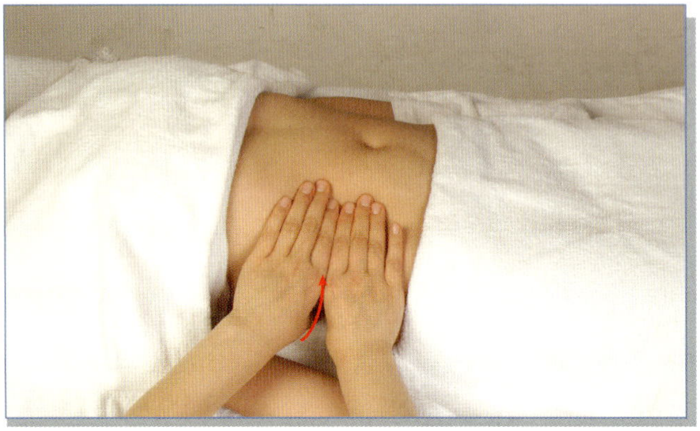

7.

노폐물을 횡행결장으로 보내기 위해 엄지로 걸어 올린다.

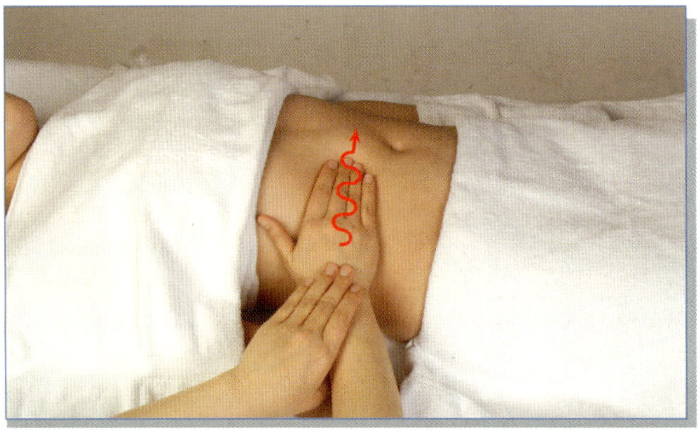

8.

진동을 일으켜 횡행결장을 자극한다.

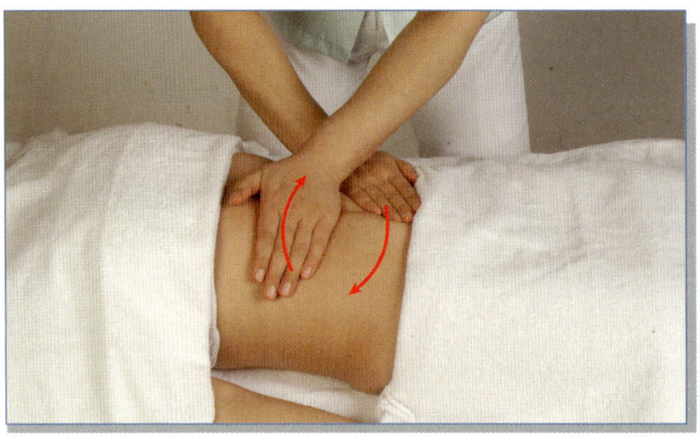

9.

기본 동작

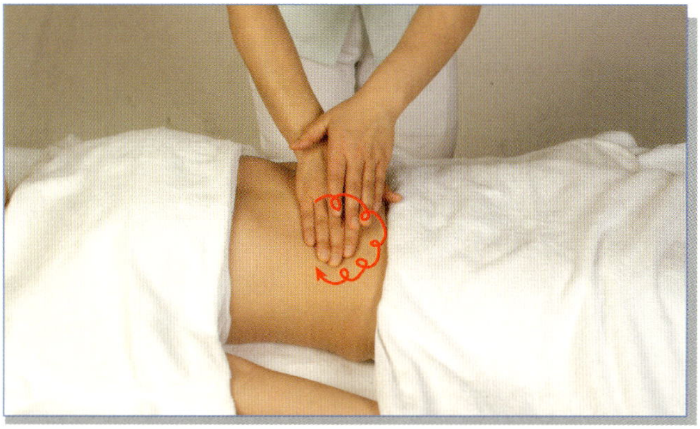

10.~11.

상 · 하 복부를 양손 겹쳐서 복부 테두리를 해바라기 모양으로 돌린다.

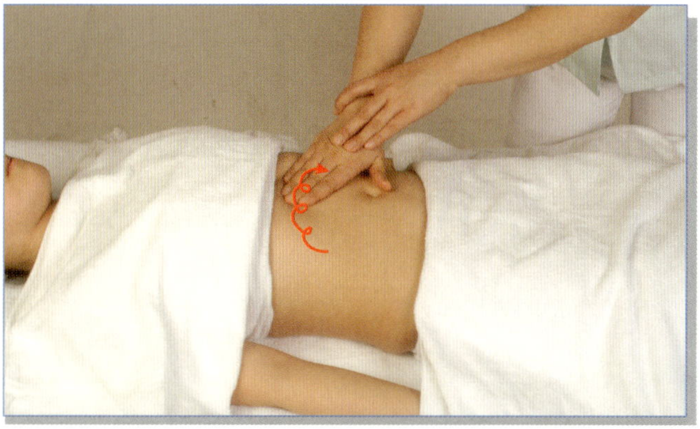

11.

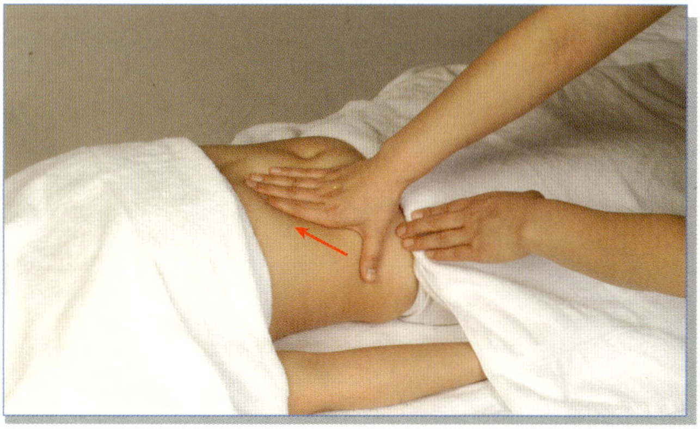

12.~13.

늑골 라인을 2, 3, 4, 5지와 엄지를 이용하여 파내면서 골반 윗라인까지 쓸어 준다(◇형).

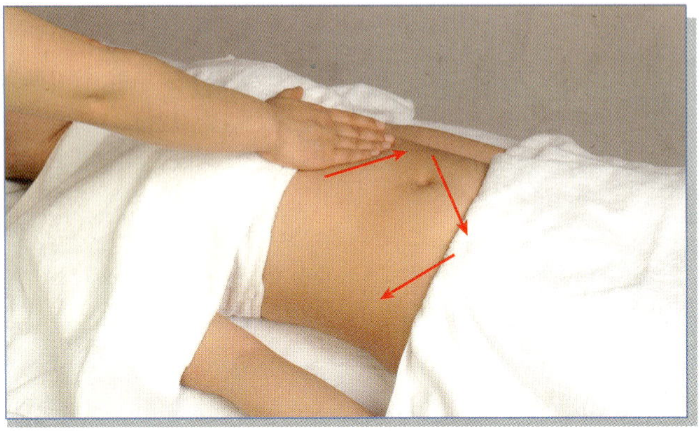

13.

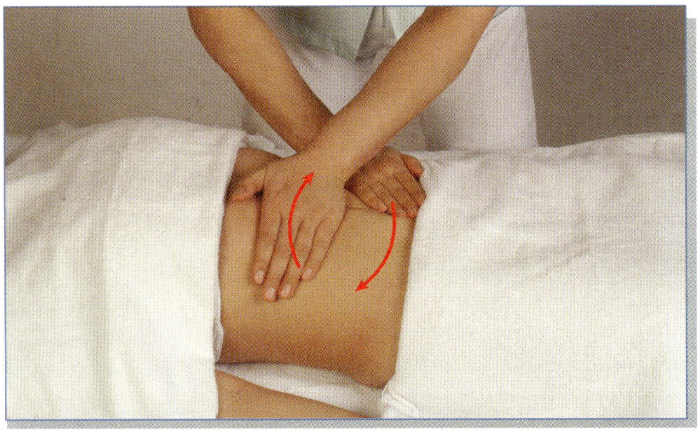

14.

기본 동작

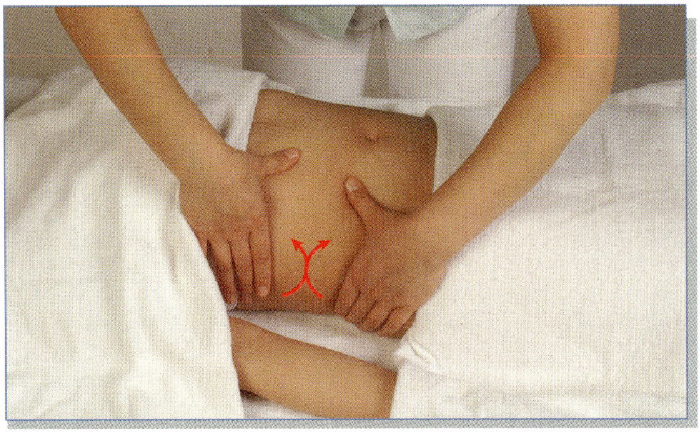

15.

늑골 아래에서 잡고 장골 위에서 잡아 복사근을 잡아준다.

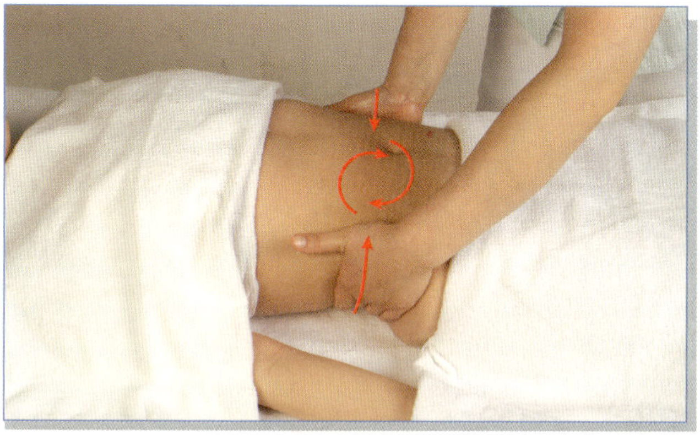

16.

방광경 지실혈까지 손을 넣어 끌어 올려 묶어준다.

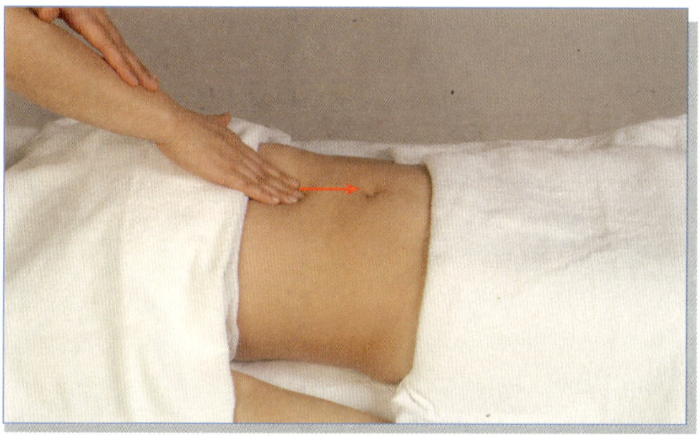

17.

임맥 쓸기(사법)

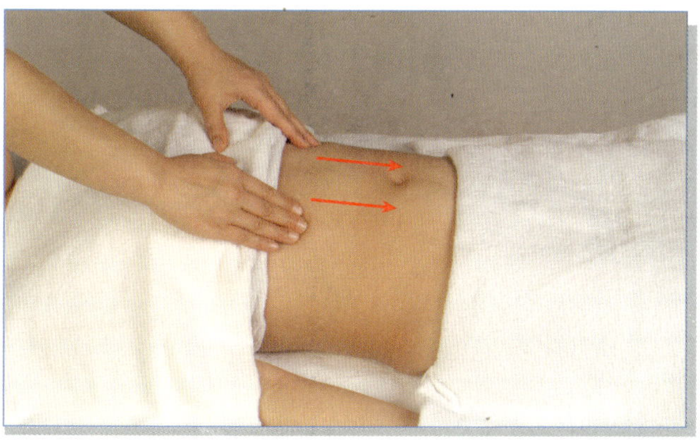

18.

복직근 치골까지 내려 준다. (위경락 보법)

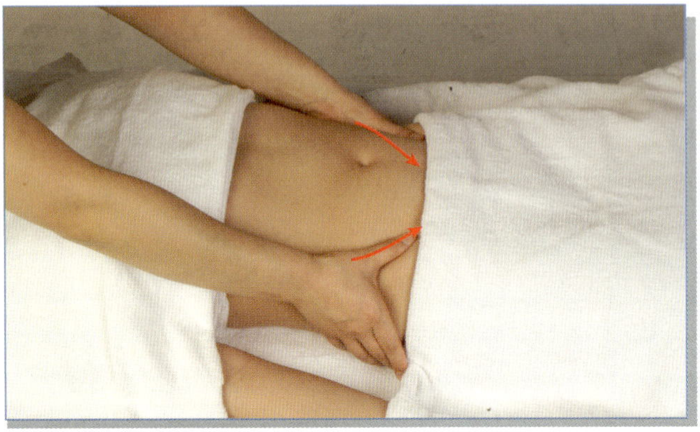

19.

엄지를 이용하여 장골을 쓸어 준다.

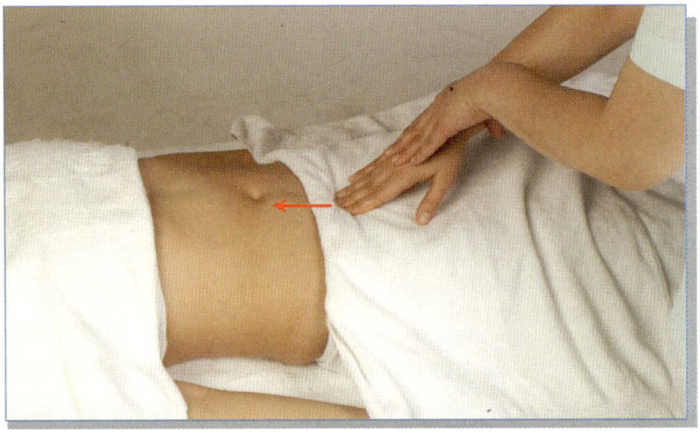

20.

치골에서 배꼽까지 양손을 겹쳐 파듯이 돌려준다(처진배 관리).

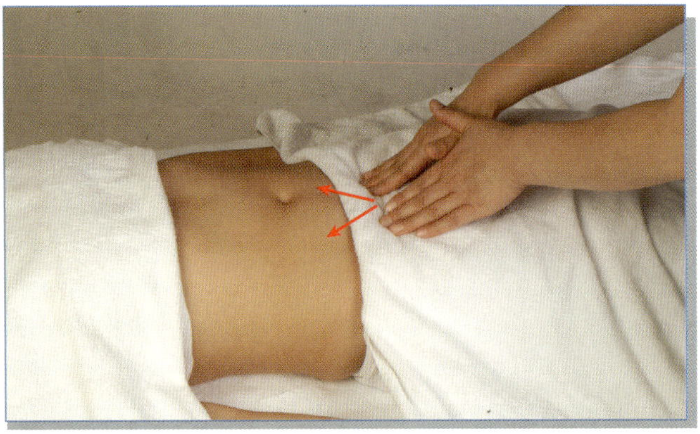

21.

치골에서 배꼽 높이까지 V자로 올려 준다(처진배 관리).

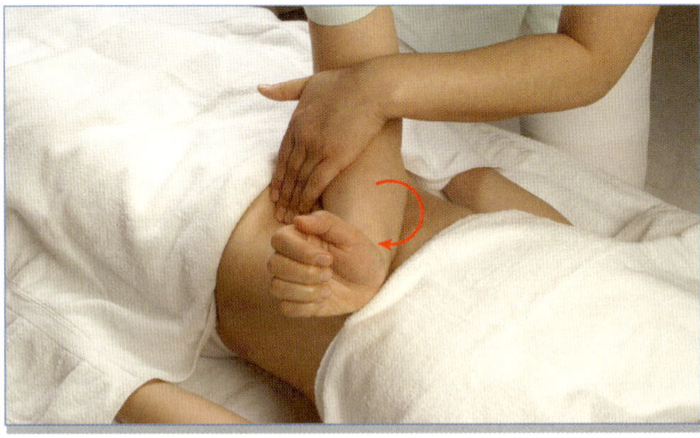

22.

팔 전완을 이용해서 기본 동작을 해준다.

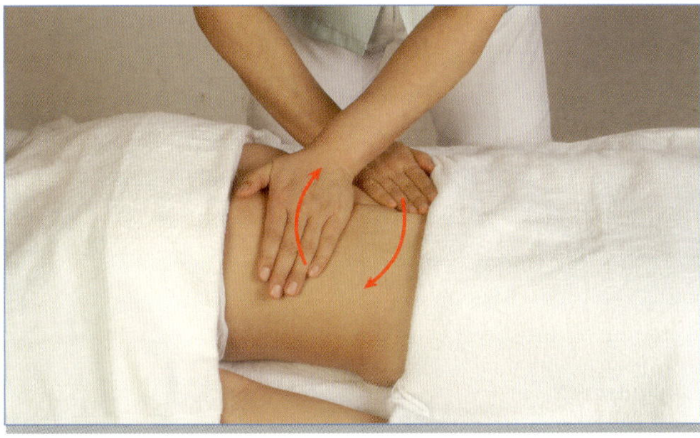

23.

기본 동작

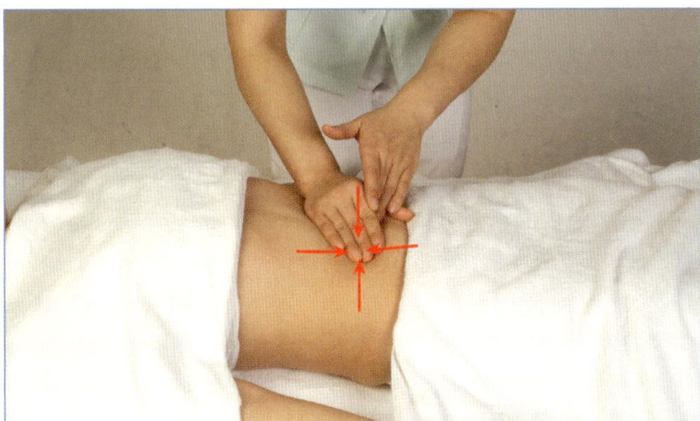

24.

사방에서 쓸어 노폐물을 모은다.

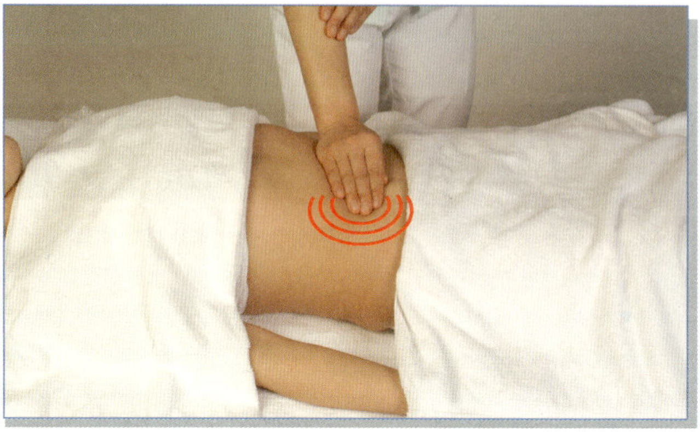

15.
모아진 노폐물을 배꼽에서 진동하고 모아서 버린다.

흉부, 어깨, 팔관리

1) 수삼음경

• 폐경 – 쇄골 바로 위에 있는 가슴 위의 점으로부터 시작하여 팔의 안쪽을 따라 엄지 손가락까지 이어진다.

• 심경 – 겨드랑이로부터 시작하여 팔의 내측, 손목의 내측, 그리고 손톱의 바로 위까지, 새끼손가락의 내측까지 이어진다. 이 경락은 심장의 기를 제공하고 혈액순환에 참여한다.

• 심포경락 – 겨드랑이에서 시작하여 팔의 내측의 중앙을 따라 손바닥의 중앙을 지나 중지의 끝에 까지 이어진다.

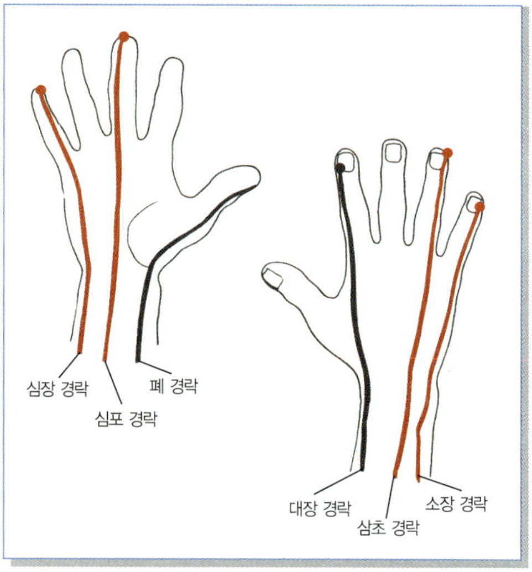

2) 관리 순서

어깨 연결

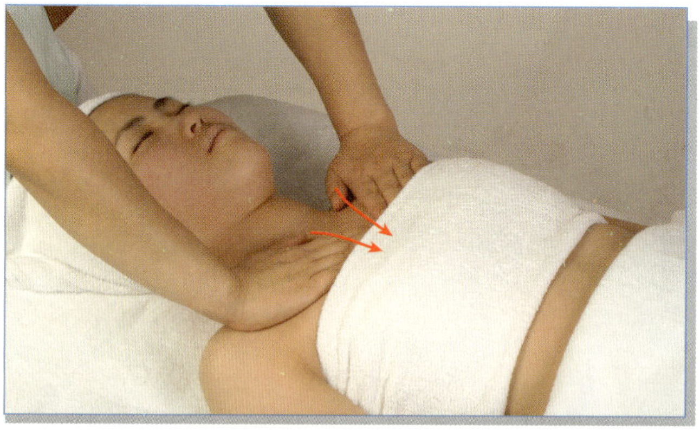

1.
쇄골 아래를 양손으로 흉골까지 쓸어 내린다.

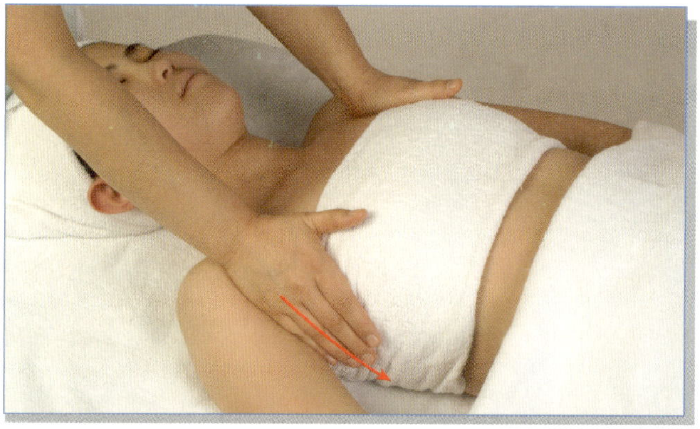

2.
소지구를 이용해서 액와라인을 내려준다.

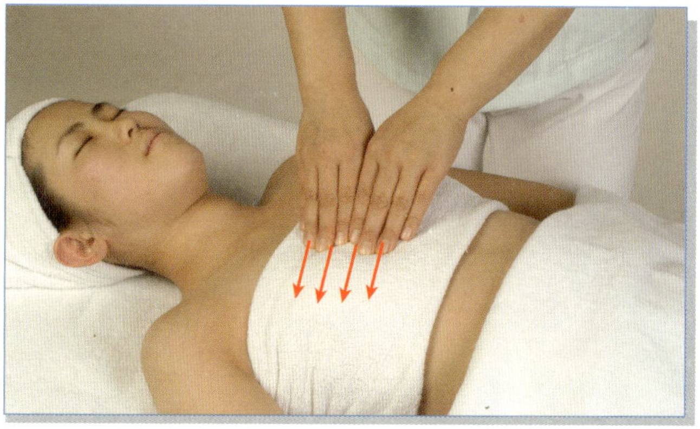

3.
흉골근을 2, 3, 4지로 파준다.

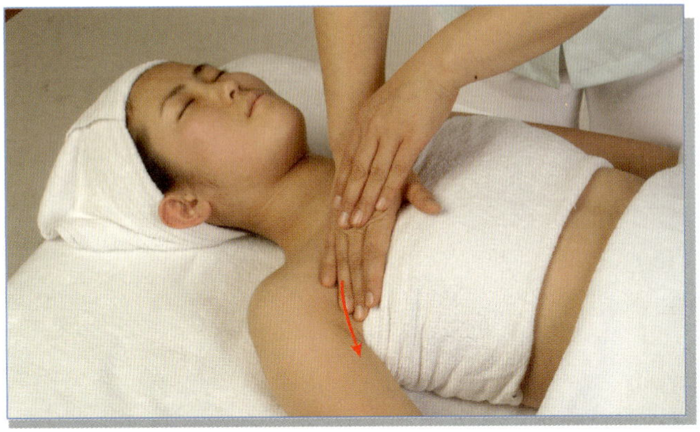

4.
소지구에 힘을 주어 액와를 쓸어 내린다.

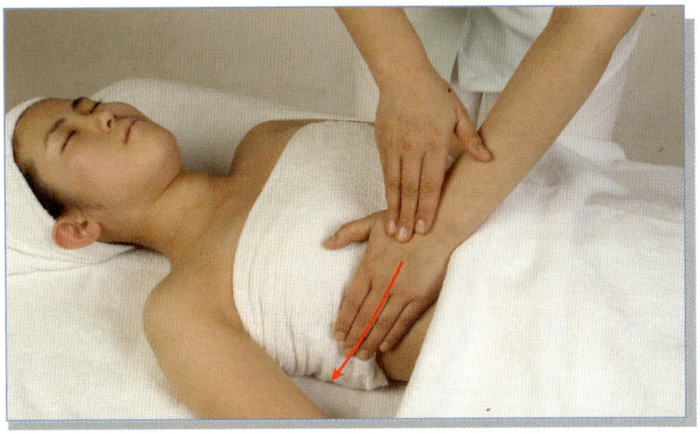

5.
가슴 아래 늑골을 쓸어 액와쪽으로 쓸어 올린다.

수태음 폐경

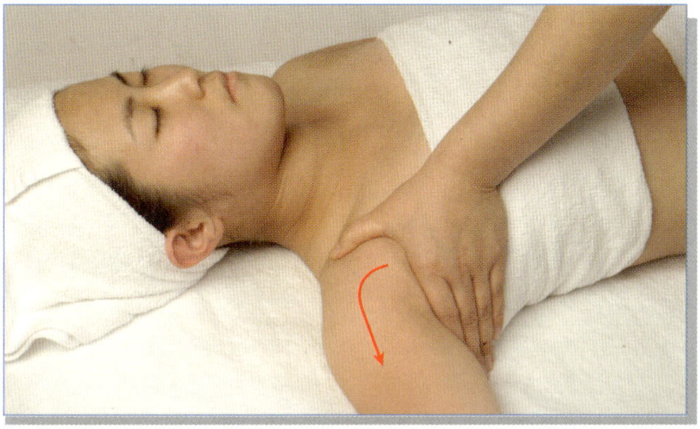

6.

쇄골밑 끝나는 점 중부혈에서 시작하여 상완 이두근을 쓸어 올린다.

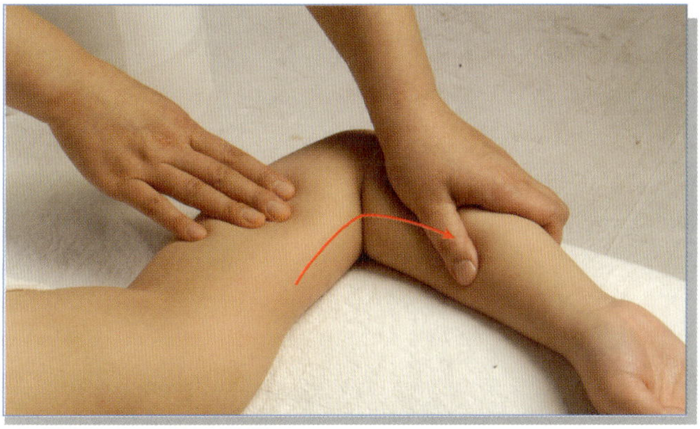

7.

엄지로 손목까지 요골라인을 따라 쓸어 올린다.

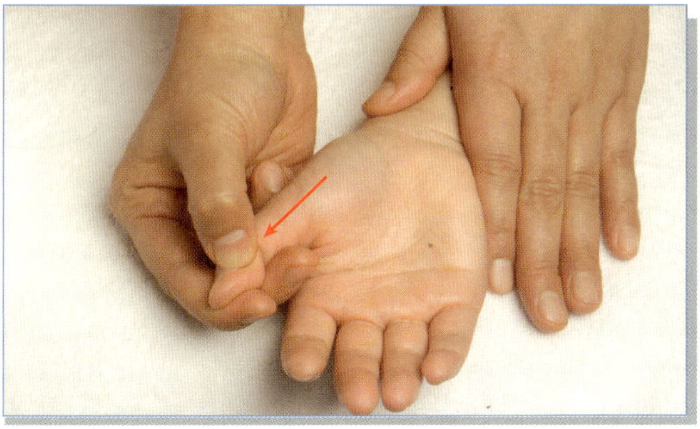

8.

엄지쪽 내측 소상혈을 엄지로 튀워 준다.

수소음 심경

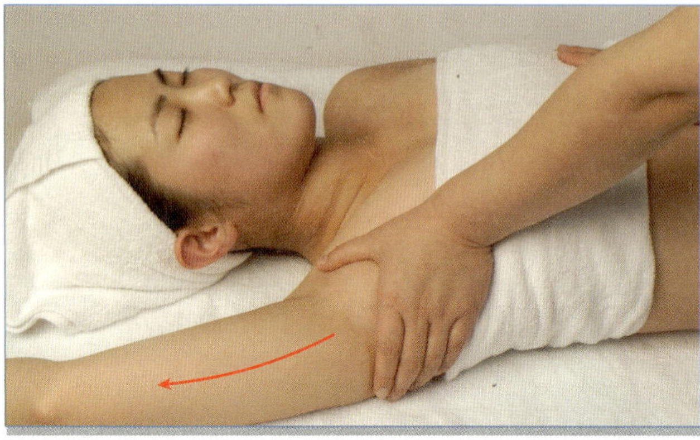

9.

겨드랑이 안쪽 극천혈에서 호구(엄지와 검지 사이)를 이용하여 부드럽게 올려 준다.

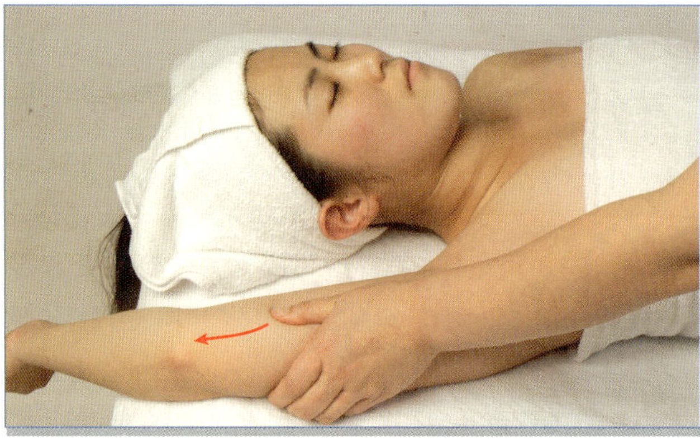

10.

수삼음경 3선 중 외측을 엄지로 쓸어 올린다.

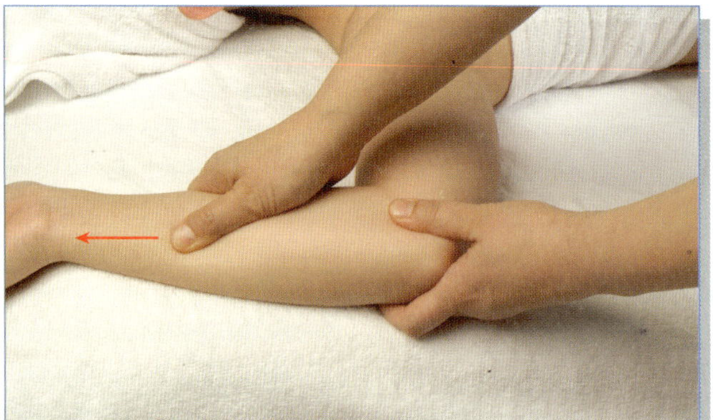

11.

척골쪽 손목까지 3번 나누어 쓸어 올린다.

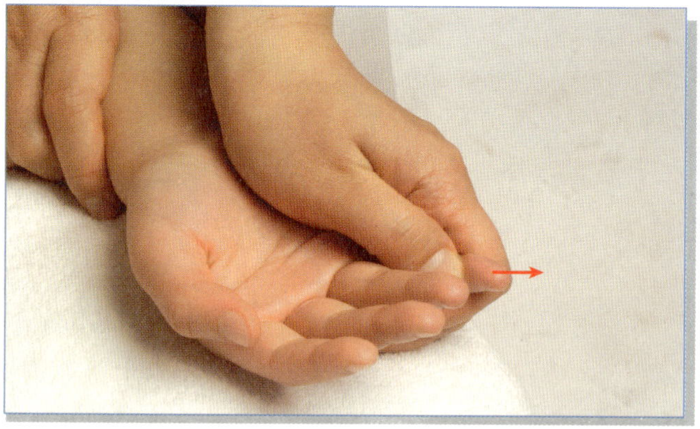

12.
새끼손가락 내측 소충혈을 엄지로 티워 준다.

수궐음 심포경

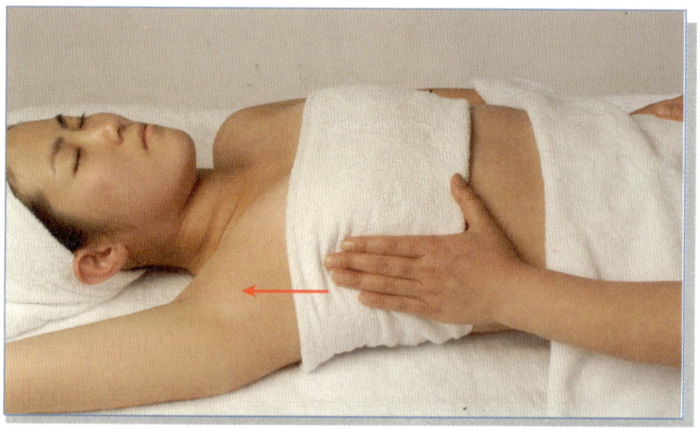

13.
유두옆 천지혈에서 2, 3, 4, 5지로 쓸어 올린다.

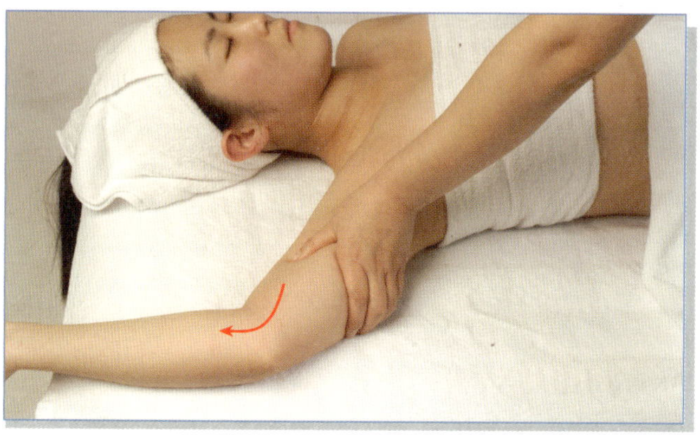

14.
상완 이두근 중간을 쓸어 올린다.

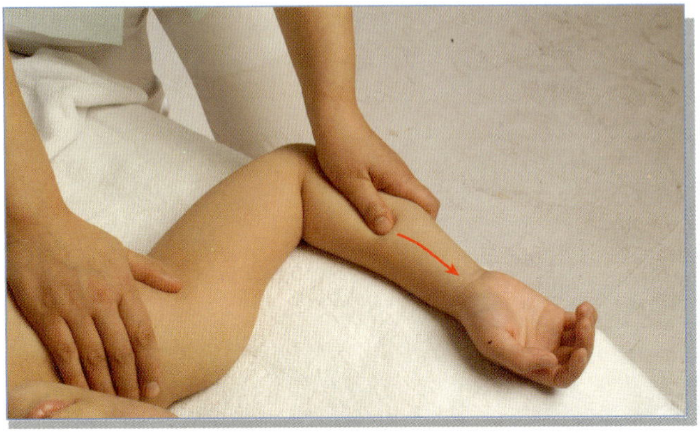

15.

팔의 정중선을 엄지로 쓸어 올린다.

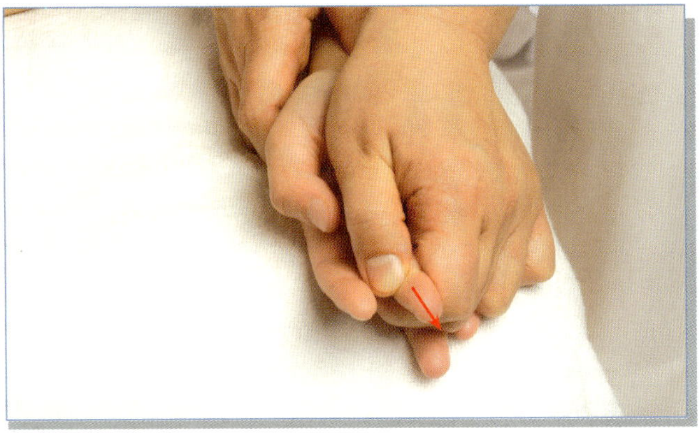

16.

중지의 내측 중충혈을 엄지로 튀워 준다.

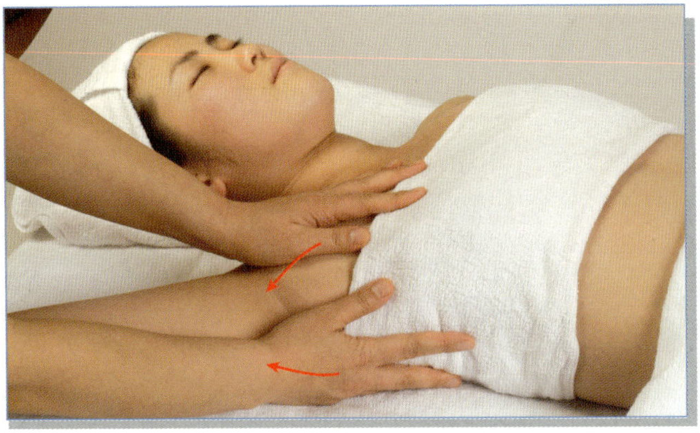

17.~18.

팔전체를 쓸어 손끝까지 부드럽게 쓸어 올린다.

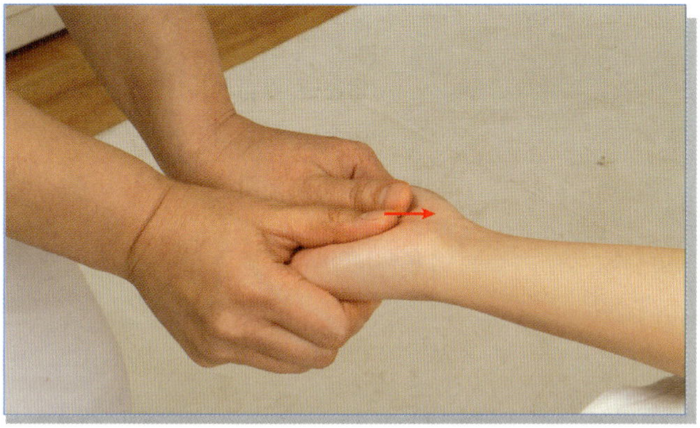

18.

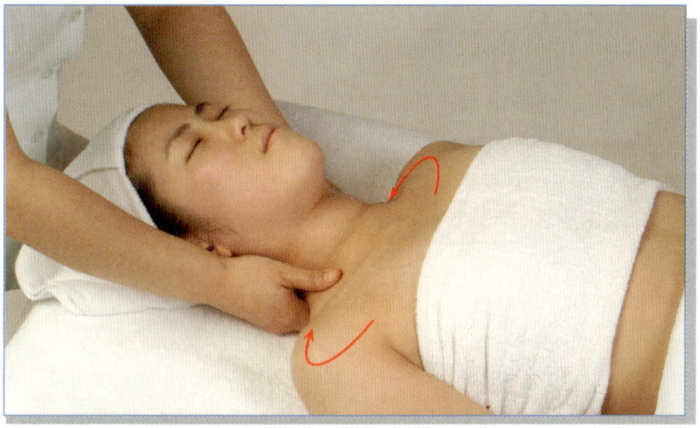

19.

어깨 전체를 감싸 승모근을 엄지로 마사지 한다.

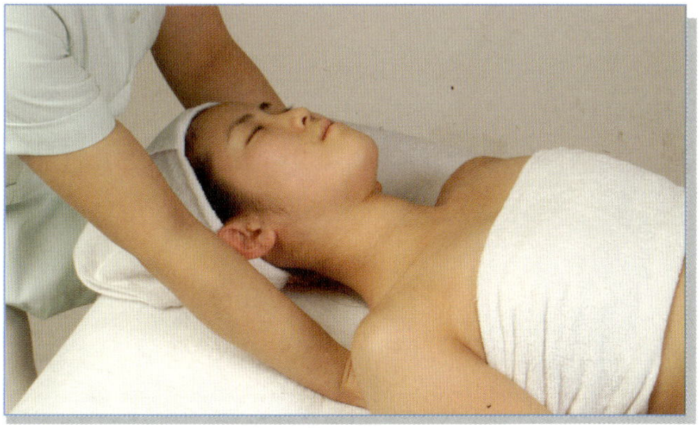

20.

한손은 두개를 받치고 한손은 견갑골 내측을 2, 3, 4지를 이용해서 쓸어 올린다(당긴다).

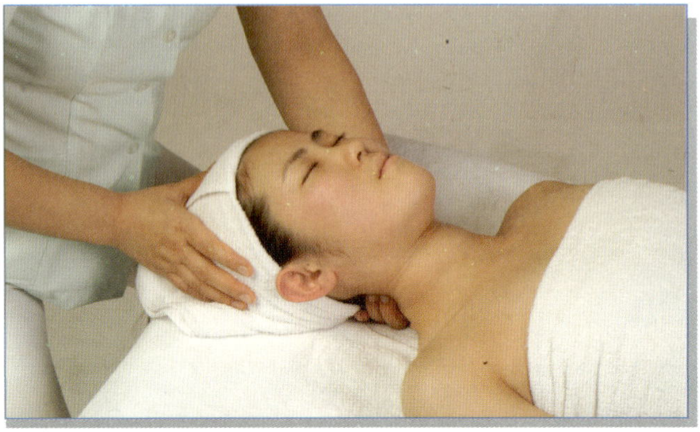

21.
한손은 가볍게 머리에 두고 다른 한손으로 후경부를 자극해서 마사지 한다.

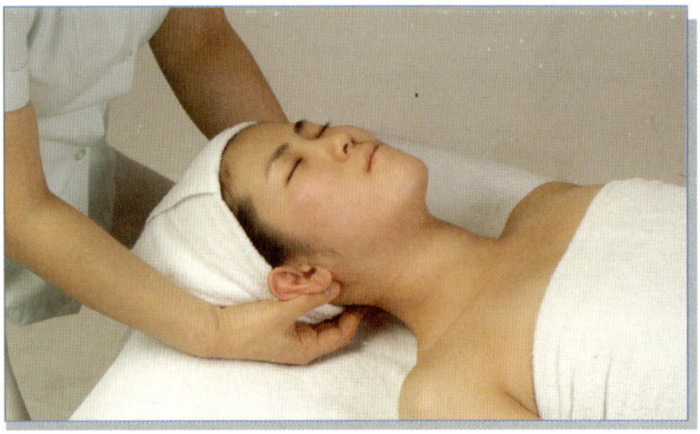

22.
후두부 머리라인을 지압 한다.

얼굴관리

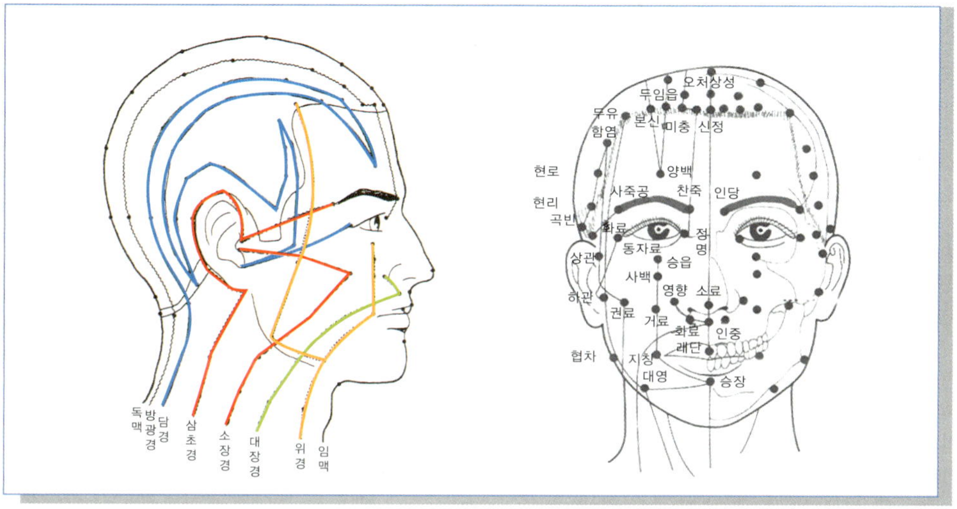

1) 수양명대장경

경맥은 반드시 쇄골위에서 시작해서 목을 통해서 볼에 도착하여 아래의 치아 안으로 들어가서 입의 양쪽을 되돌아 나와서, 인중에서 좌 · 우로 교차하여 콧망울옆 측면에 도착한다.

2) 족양명위경

경맥은 코옆에서부터 시작해서 코뿌리안에서 교차하여 모였다가, 옆으로 족태양경에 전달하고(청명혈), 코의 외측으로 향하여(승읍, 사백) 잇몸으로 들어가서(거료), 입주위를 되돌아와서(지창), 입술을 순환한 다음, 입술턱 아래의 오묵하게 패인곳에서 모여 교차 한 후(승장), 뒤로 되돌아 나와 입옆의 동맥부로 내려온다(대영). 다시 입 모서리로 타고 내려온 후(협거), 위쪽의 귀앞(하관) 광태뼈의 활처럼 휜부분을 따라지나서, 머리와 이마의 중간 부위(두유)에서 멈춘 다음 대영혈에서 아래로 향한다.

3) 수태양 소장경

경맥은 쇄골 위를 지나 목 옆을 통해 위쪽의 볼(관료)로 향한 후, 바깥눈의 모서리(동자료)

에 모였다가, 방향을 바꾼 후 화료에서 모인 후 귀 안으로 들어간다(청궁). 다른 1개의 지맥이 있는데, 볼(얼굴) 부분에서 갈라져서, 광대뼈로 향해서, 코옆을 따라서 내측눈의 모서리에 도착한 다음 청명에서 모인다. 계속해서 족태양방광경에 이른다.

4) 족태양방광경

눈의 내축 모서리에서 시작해서(정명), 이마를 향해(찬죽, 미충, 곡차, 신정에서 모였다가) 두임읍, 정수리에서 교차해 모여서, 정수리로부터 뇌로 들어간 다음(낙각, 옥침, 뇌호, 풍부), 다시 머리로 나와서(천추) 아래로 향한다. 다른 1개의 지맥은 정수리(머리)에서부터 갈라져서 귀 위의 모서리에 도착한다.

5) 수소양삼초경

반드시 통과하기를 쇄골 위쪽으로 해서 귀 후면으로 바로 올라간 다음(예풍), 귀 위 방향으로 나와서 아래 방향으로 바뀌어 볼(얼굴)쪽으로 내려와 눈 아래에 도착한다(관료에 모인다). 다른 1개의 맥은 귀 후면에서부터 귀 안으로 들어가서, 귀의 앞부분으로 나온 다음(화료, 이문, 청회), 상관의 앞쪽을 통과해서, 볼에서 교차해서 연계되어 바깥 눈의 모서리에 도착후(사죽공, 동자료) 계속해서 족소양담경으로 이어진다.

6) 족소양담경

눈바깥 모서리에서 시작해서(동자료) 위쪽으로 이마의 가장자리로 올라간 다음, 귀 후면으로 내려와서 목 옆을 따라 내려온다.

다른 1개의 맥은 귀 후면에서 귀의 중간(예풍)으로 들어가서, 귀의 앞부분인 청회, 상관, 청궁, 하관으로 가서 바깥 눈의 모서리 후면에 도착해서, 바깥 눈의 가장 자리로 갈라져 나온 다음 아래의 대영혈로 내려와서, 수소양 삼초경과 합쳐서 눈 아래에 도착한 다음, 볼 아래쪽으로 가리워서 내려와 목 옆으로 내려간다.

7) 임맥

목구멍(염천)에서부터 위로 올라가서 입 아래(승장)로 내려와 입 옆을 지나 얼굴 옆면을 지나 눈 밑으로 들어간다.

8) 독맥

풍부에서부터 위로 올라가서, 뇌부분으로 들어가서 위로 정수리(백회)에 도착해서, 이마를 따라 아래로 내려와서 코밑(수구)에 이른다.

얼굴 경락관리는 양명경, 태양경, 소양경관리가 기본이다.

관리순서

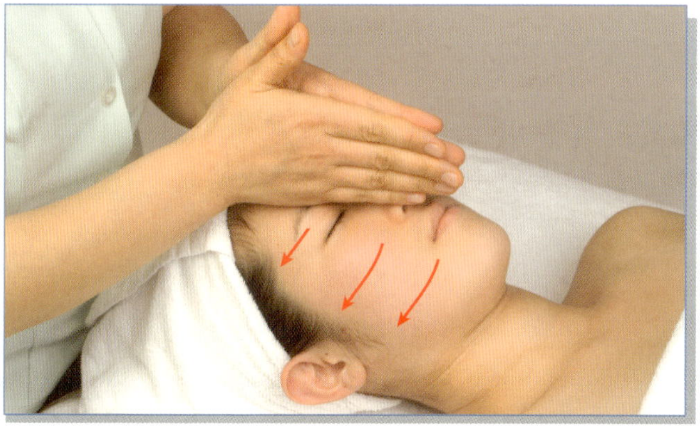

1.

3단계에 걸쳐 오일을 도포 한다.

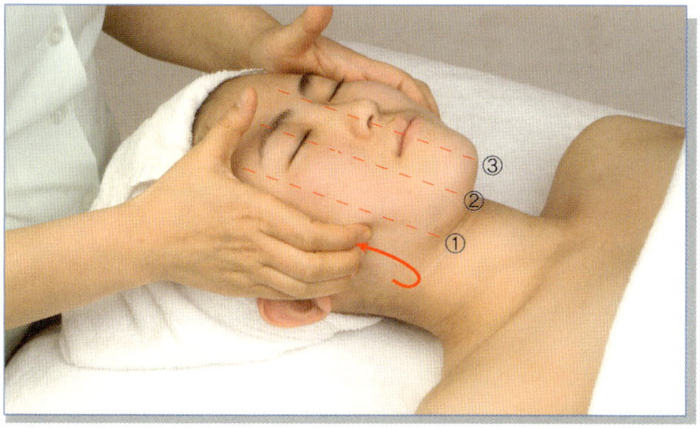

2.

얼굴을 3구역으로 나누어 바깥쪽 ①번 통로를 열어준다(당겨준다).

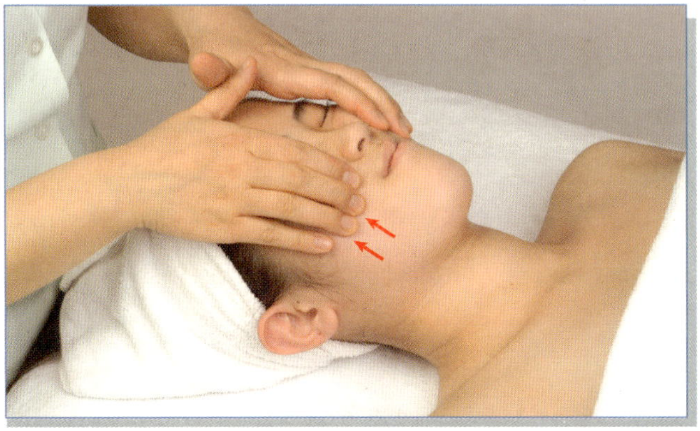

3.

②번 통로 열기

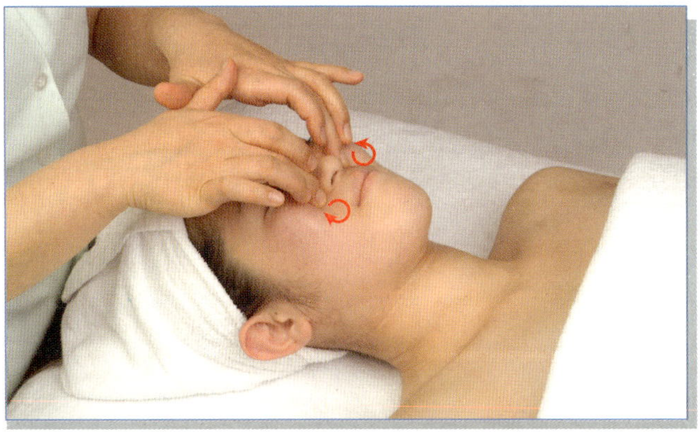

4.

③번 통로 열기. 영양혈을 중지로 당기듯 지압한다.

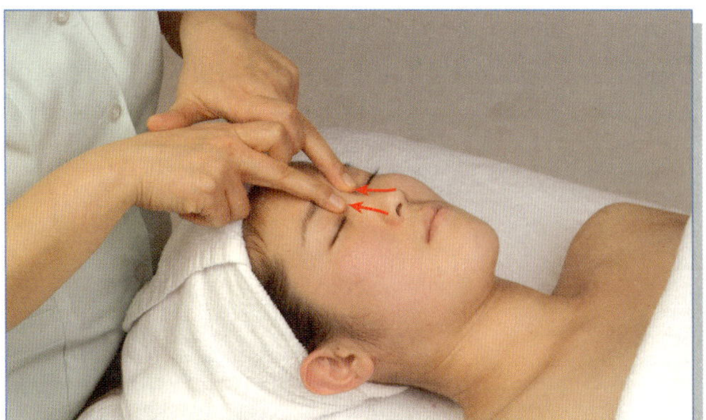

5.

영향에서 정명까지 엄지로 크로스해서 중지로 끌어 올린다(①번 통로).

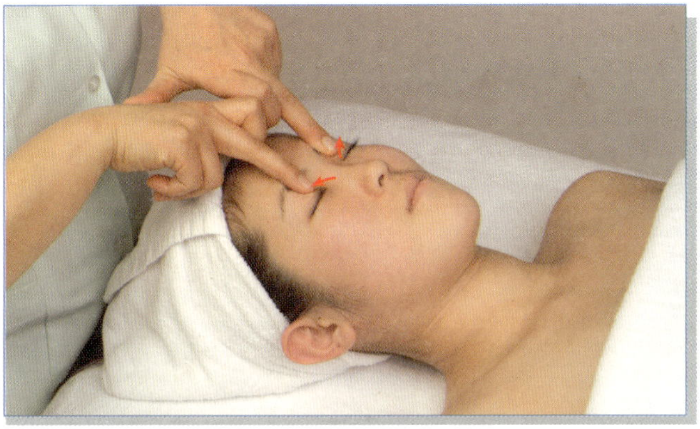

6.

정명에서 찬죽으로 당겨 지압한다.
(①번 통로)

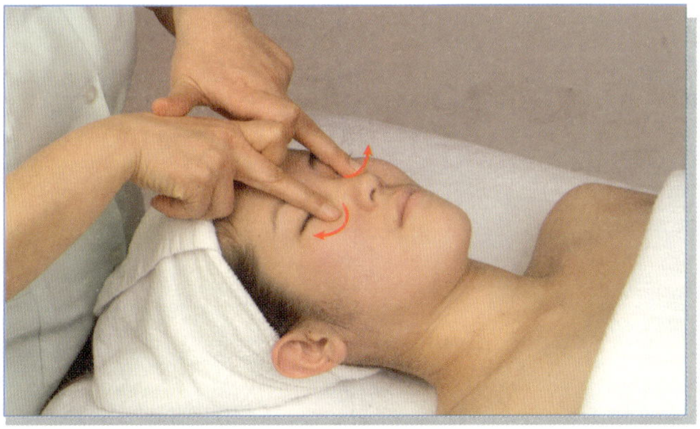

7.

중지를 이용하여 정명에서 승읍 방향으로 돌려 쓸어준다.

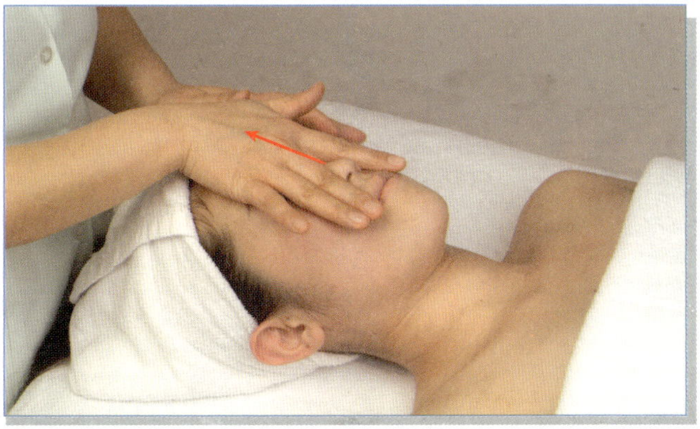

8.

장압을 이용하여 이마를 양손 교대로 쓸어 올린다.

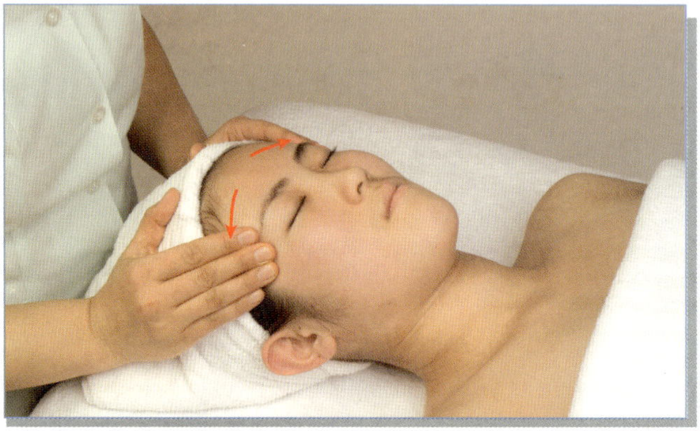

9.

이마 쓸어 올린 후 가운데에서 갈라 진다.

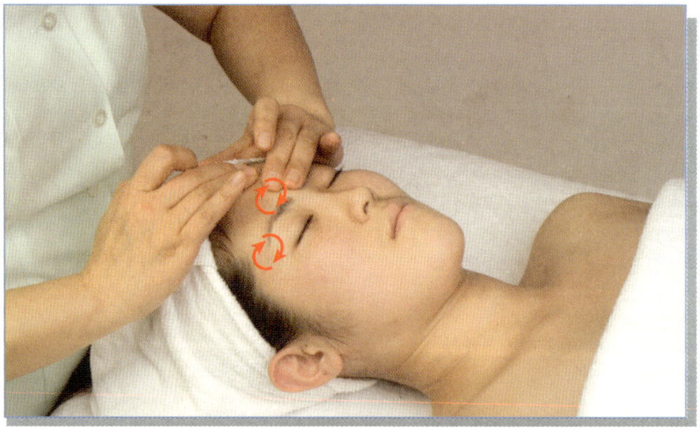

10.

이마 전체를 3, 4,지로 지그재그 한다.

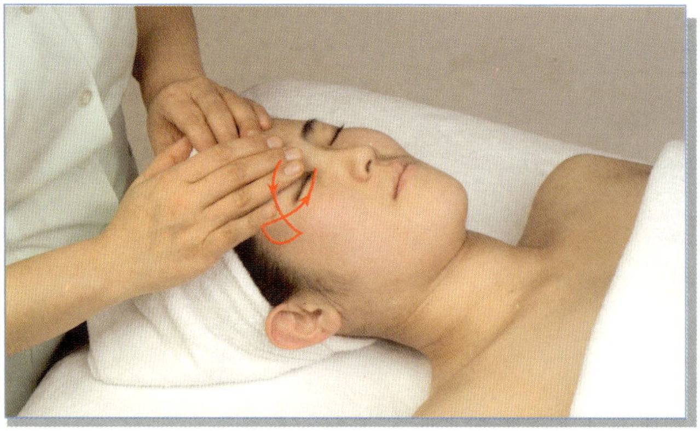

11.

한손은 이마에 고정하고 다른 한손으로 안륜근을 물고기 모양으로 쓸어 준다.

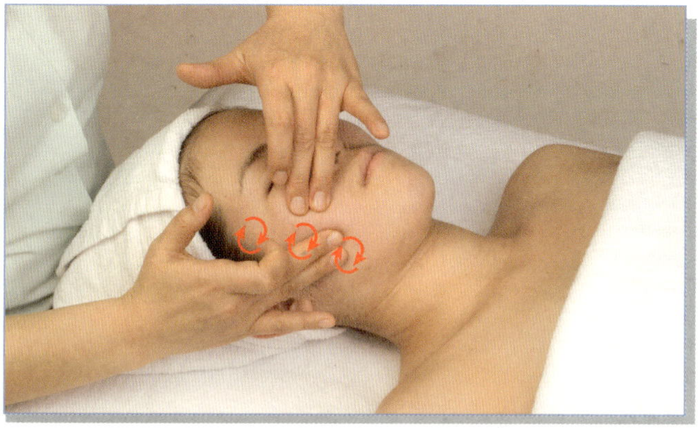

12.

볼 전체를 3, 4지를 이용해서 지그재그 한다.

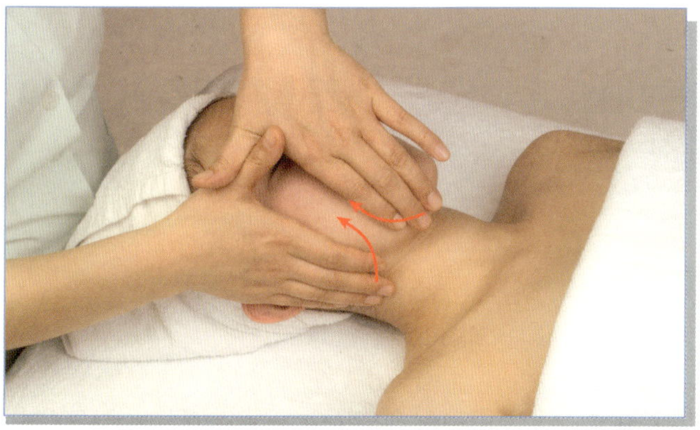

13.

턱라인을 엄지 크로스 상태에서 '아웅' 하는 자세로 끌어 올려준다.

12, 11, 10번 반복하고 반대쪽을 똑같이 실시 한다.

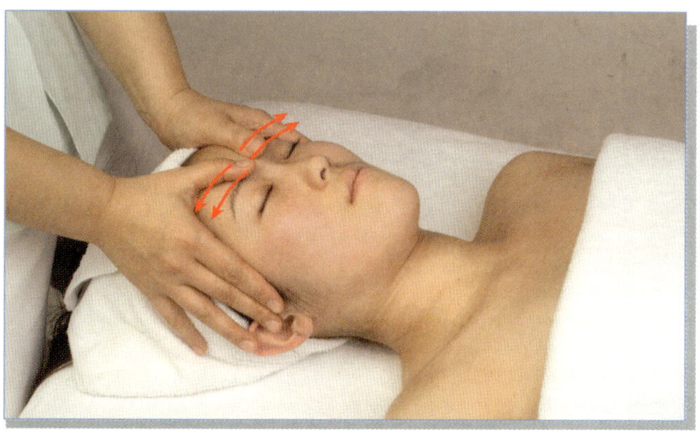

14.

이마 엄지로 쓸어 주기(10선)

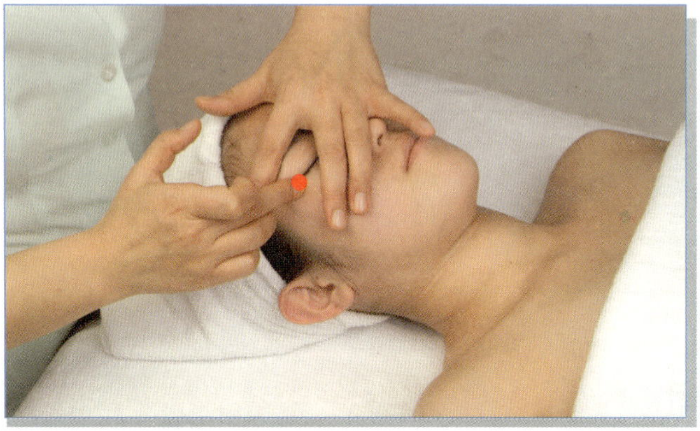

15.
한손은 가볍게 눈위에 V자로 두고 다른 한손은 중지로 동자료를 지압 한다.

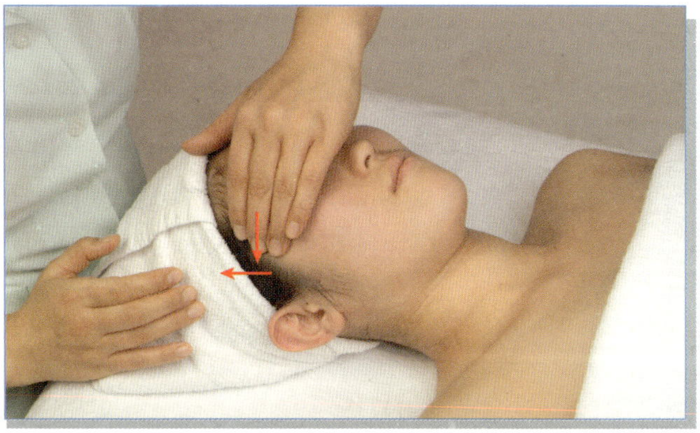

16.
눈꼬리를 한손으로 쓸어 내리고 다른 한손으로 당겨 올린다.

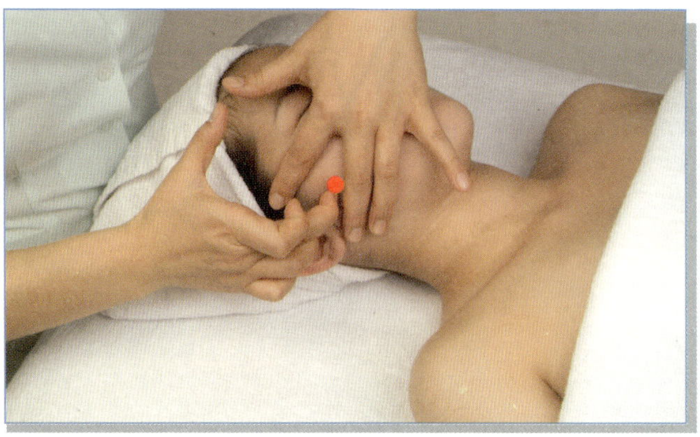

17.
중지로 악관절을 지압 한다.

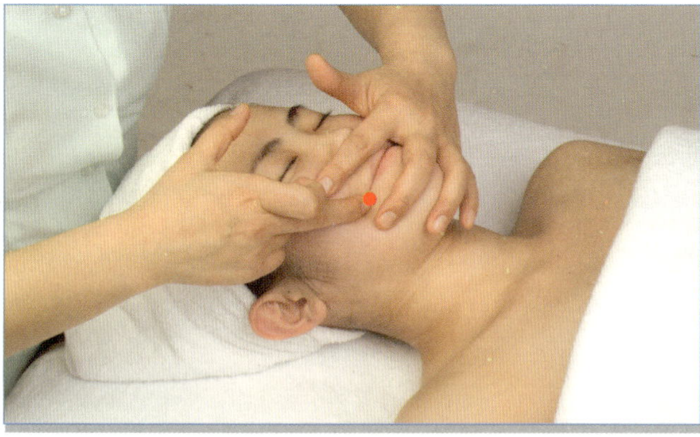

18.

중지로 지창혈을 지압하고 반대쪽에서 **18, 17, 15, 16번**을 반복한다.

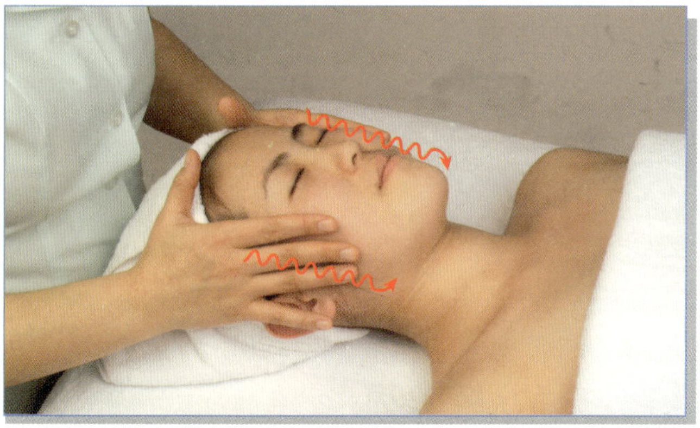

19.

얼굴 측면을 따라 바이브레이션을 하면서 내려 간다.

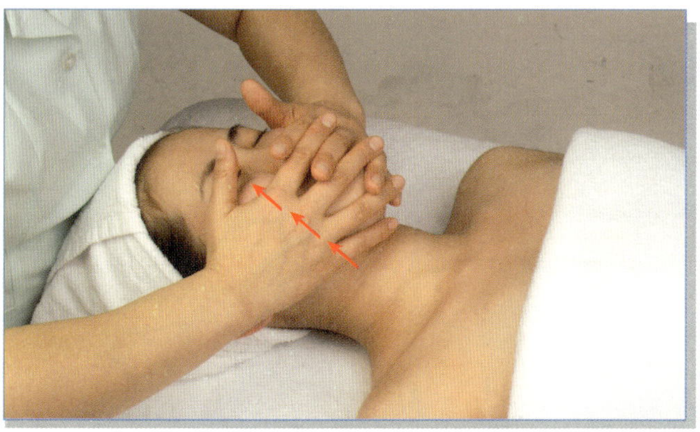

20.

양손 깍지를 끼고 3단계로 당겨 준다.

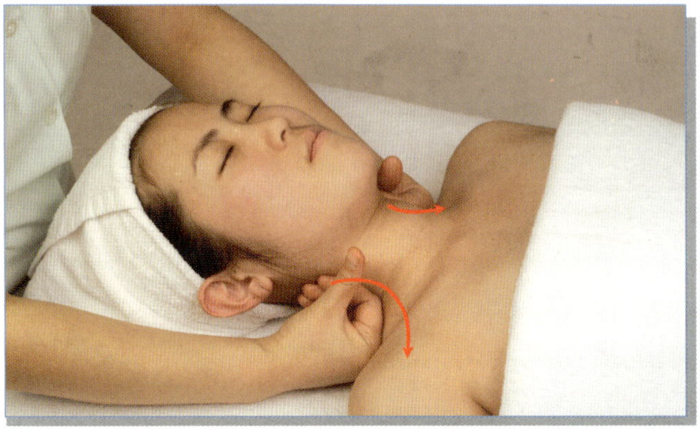

21.

귀밑에서 어깨까지 손등으로 쓸어 내린다.

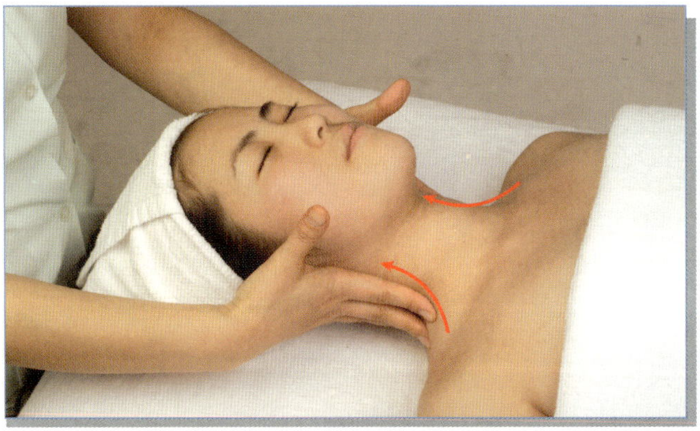

22.

21.탄력으로 다시 어깨에서 귀까지 손바닥을 밀착해서 쓸어 올린다.

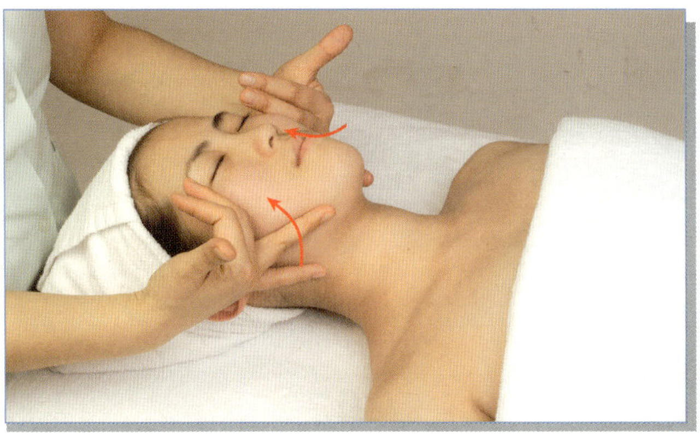

23.

양볼을 동시에 리플링(Rippling)한다.

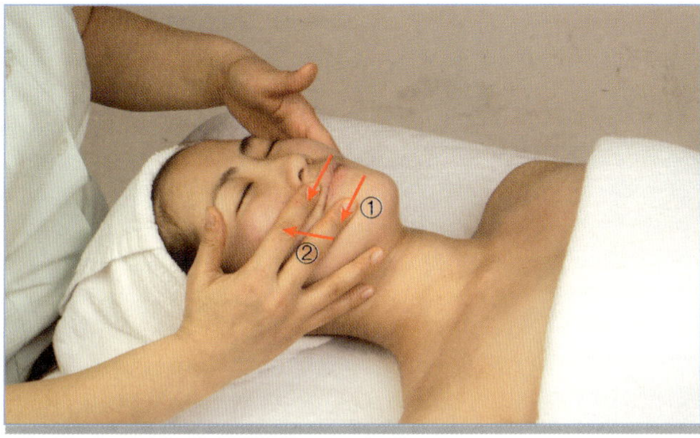

24.

한손은 가위손으로 인중 · 승장 당겨서 다른 한손으로 입꼬리 위로 당겨준다. 반대쪽도 실시한다.

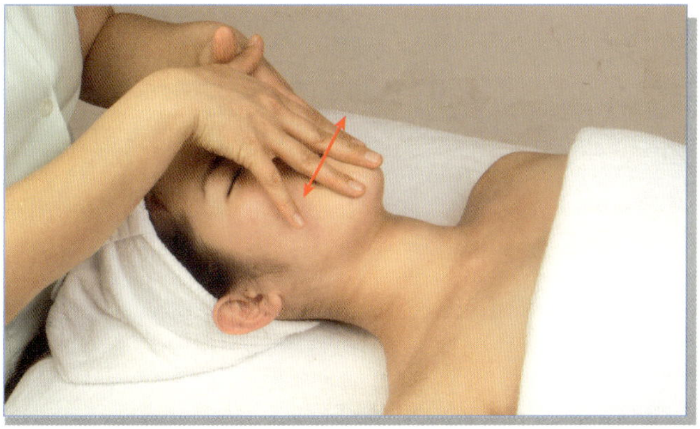

25.

양손 엄지를 교차해서 입술 위를 쓸어 준다.

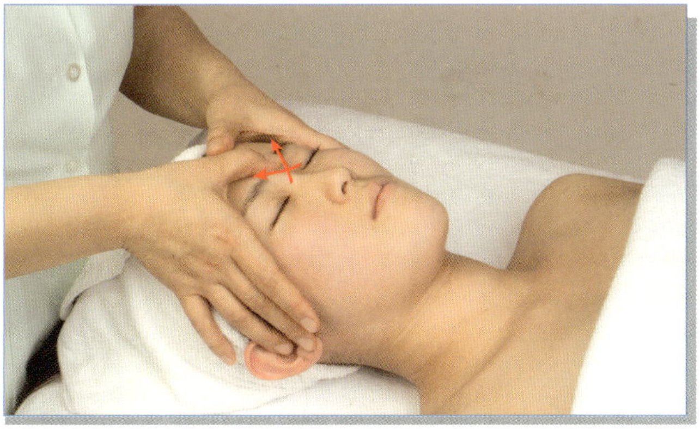

26.

엄지를 찬축에서 인당혈로 교대로 당겨 준다(X자로 올리기).

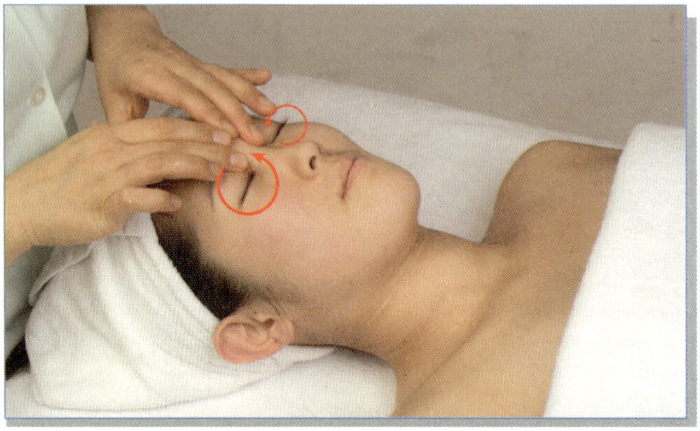

27.

안륜근을 돌려 찬축을 지압 한다.

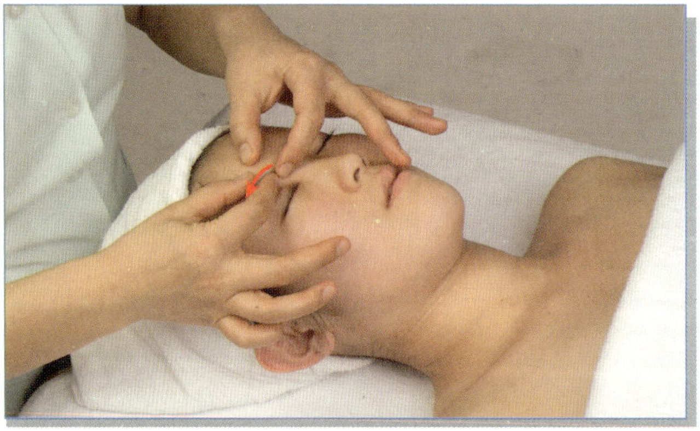

28.

한손 엄지와 검지로 추미근을 잡아 당기고 다른 한손으로 밀어 준다.

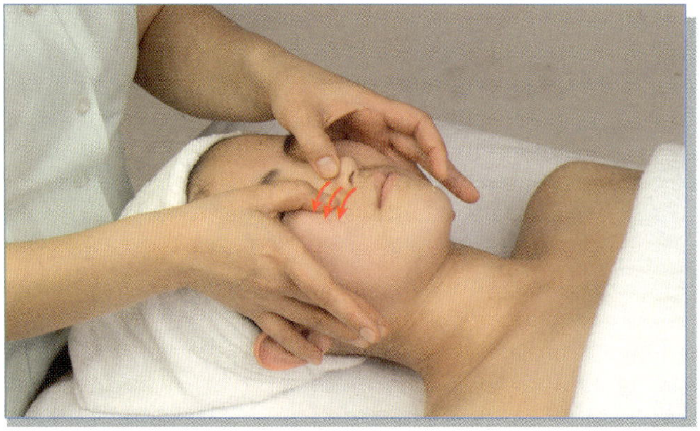

29.

한손으로 코를 지지하고 다른 한손으로 근벽(비근)을 파 내린다.

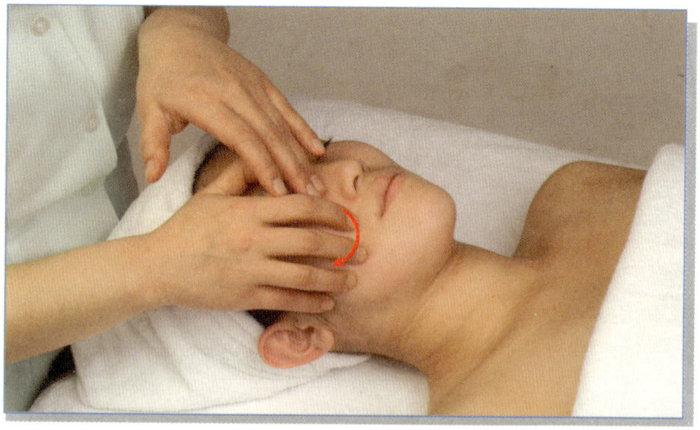

30.
광대뼈 밑을 한손으로 돌려 파주고 다른 한손으로는 쓸어 준다.

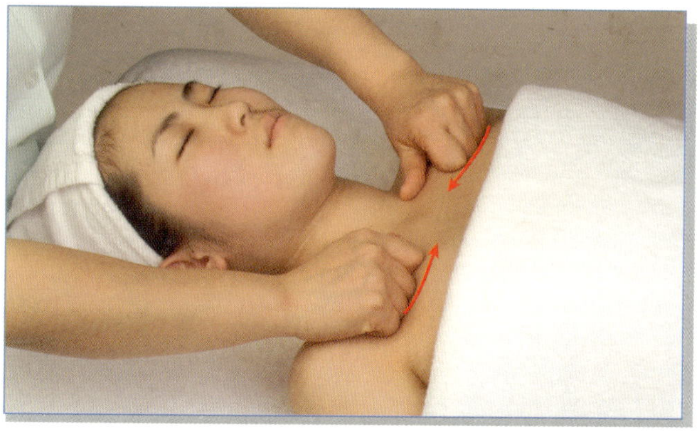

31.
주먹을 가볍게 쥐고 쇄골 아래를 마사지 한다.

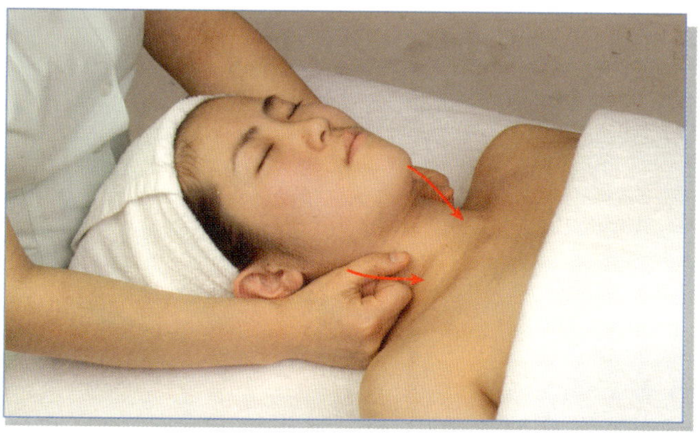

32.
흉쇄유돌근을 주먹으로 마사지 한다.

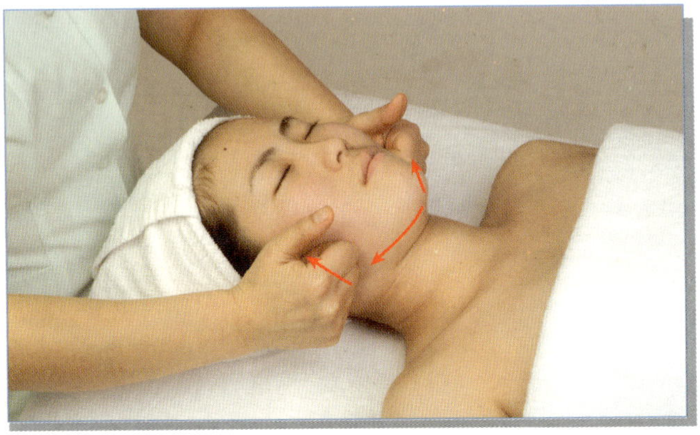

33.
턱라인을 위 · 아래로 당겨 주고
끌어 올린다.

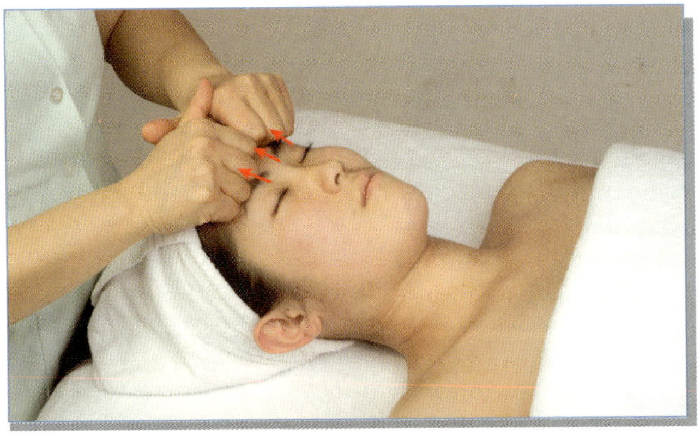

34.
엄지를 크로스해서 주먹을 가볍게
쥐고 이마를 당겨 마사지 하고
추미근은 한손을 이용해서
마사지 한다.

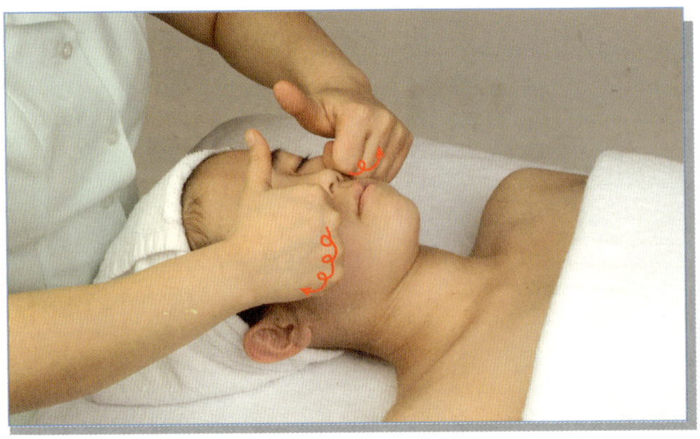

35.
광대뼈 밑을 주먹으로 돌려가면서
파 준다.

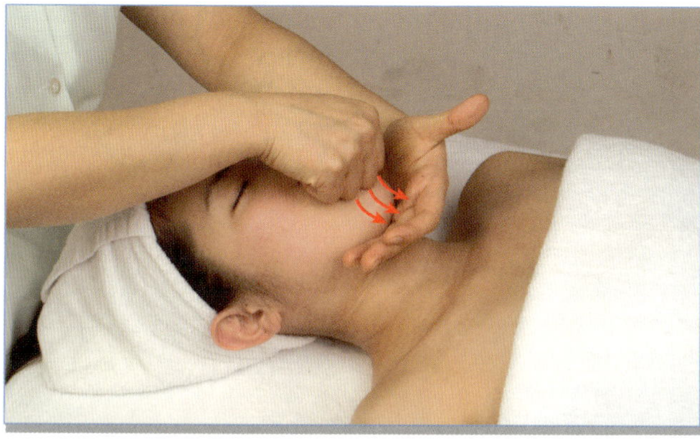

36.

한손은 턱킨을 받치고 다른 한손은 아래턱을 밀어 내린다.

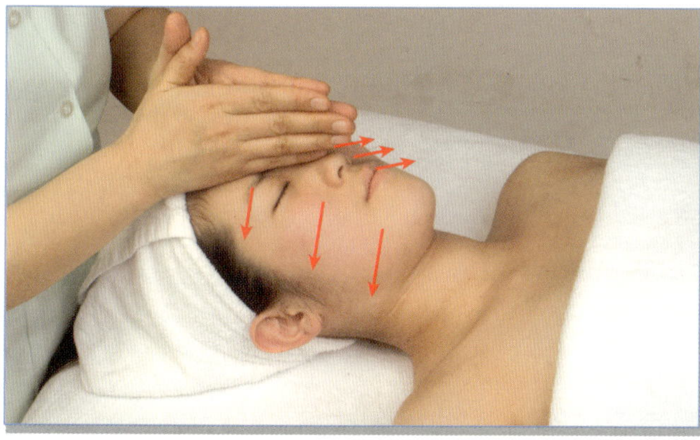

37.

얼굴 중심에서 양손을 펼쳐 이마 · 볼 · 턱 라인 3등분을 쓸어 내린다.

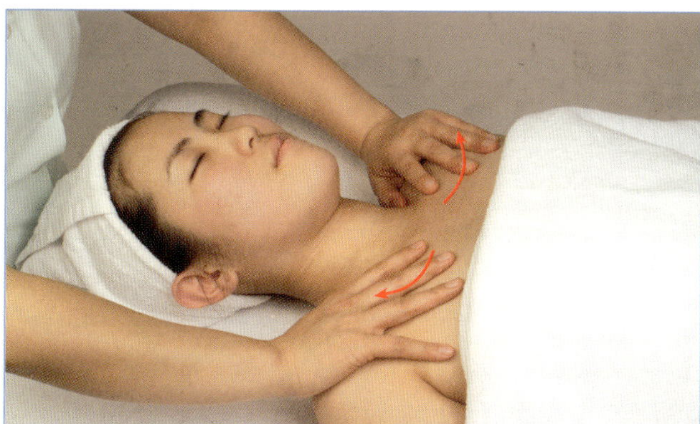

38 ~ 40을 동시에 해준다.

어깨를 감싸 올라가 귀바퀴 전체를 지압하고 백회를 지그시 지압 한다.

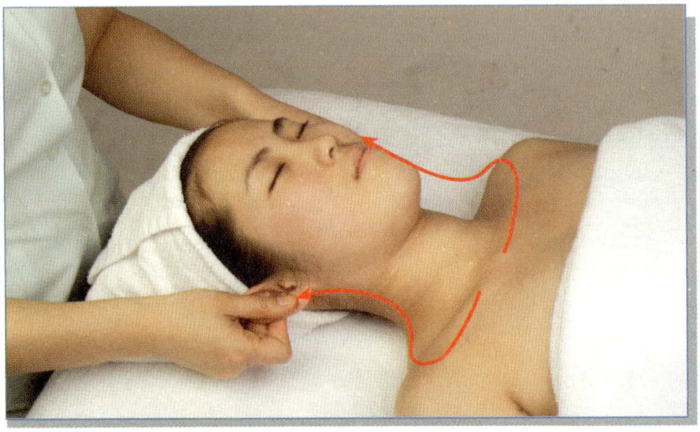

39.

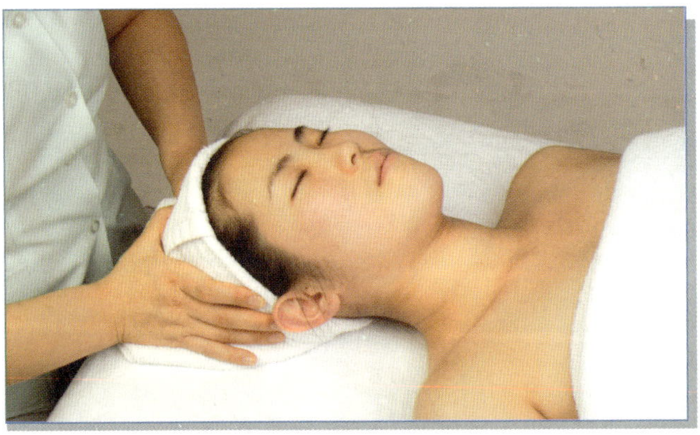

40.

안면 턱 성형 교정술

경락 마사지를 한 후 근육의 형태와 쳐진 부분을 지압하여 편면적인 얼굴을 입체화 시킴으로써 리프팅의 효과와 얼굴 축소 효과를 볼 수 있다.

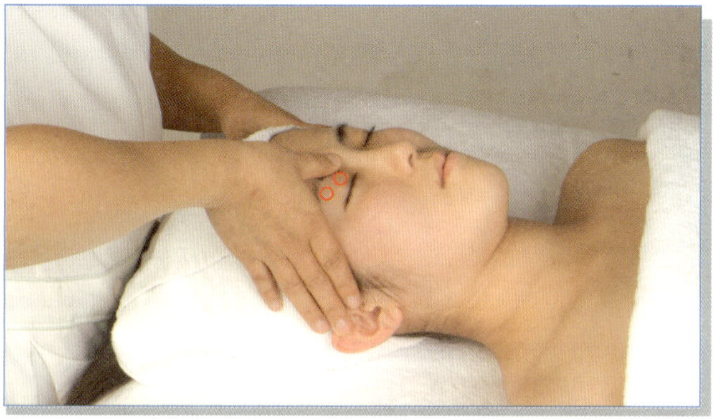

1.

1, 2, 3같이 설명

눈 주위, 눈꼬리를 물고기 모양으로 90도로 지압한다.

→ 눈꼬리, 눈썹, 눈 주위 쳐진 근육을 당겨 준다.

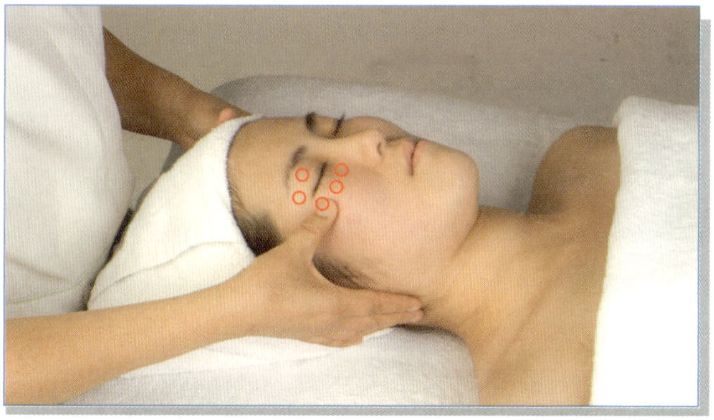

2.

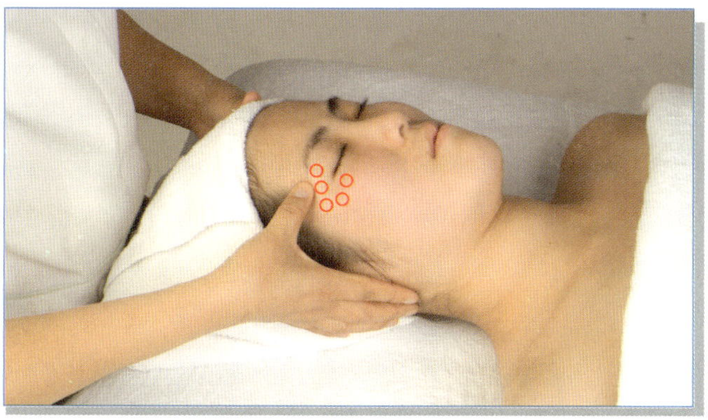

3.

관자놀이(태양혈)을 돌아가면서 지압한다.

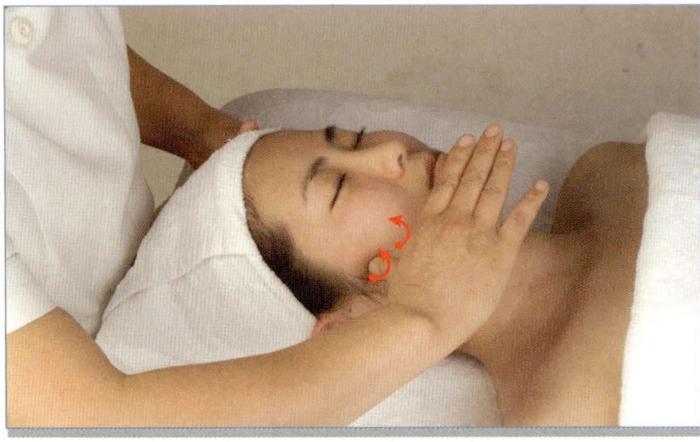

4.

관골주변을 외측에서 내측으로 틀어서 위로 향하게 지압한다.
→ 평면적인 볼을 입체적으로 만들어 준다.

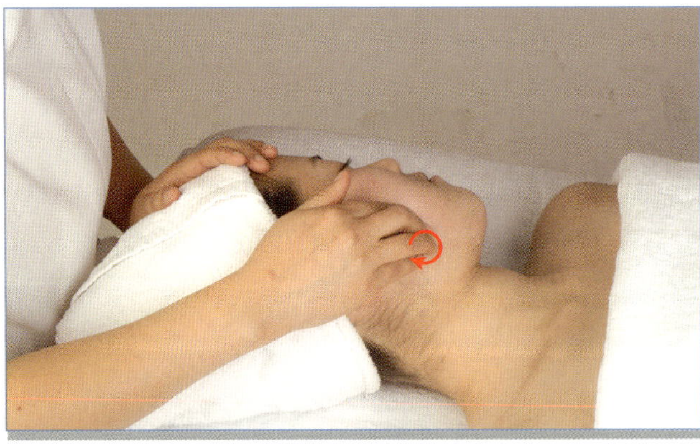

5.

굳은 교근을 풀어줌으로써 사각턱을 둥글게 만들어 준다.

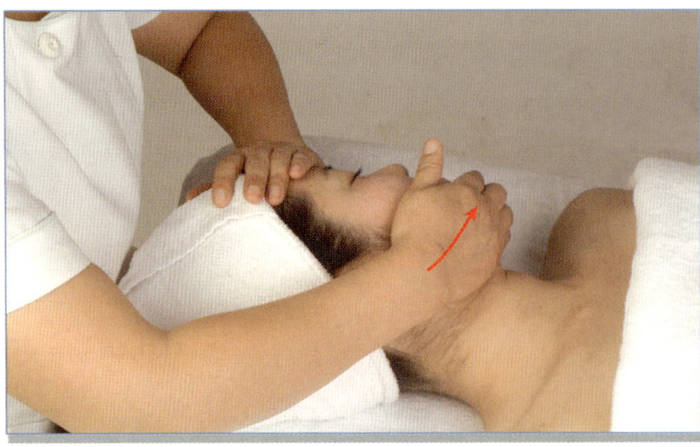

6.

5.에서 교근을 푼 다음 오른손은 턱을 밀어 주면서 왼손은 반대방향으로 밀어 사각턱을 둥글게 만들어 준다.

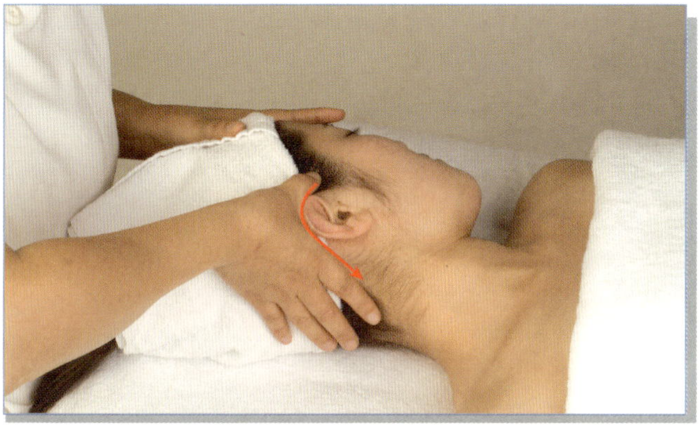

7-1.

7-1, 7-2, 7-3

귀둘레 라인을 엄지로 완골까지 지압함으로써 볼이 처짐을 리프팅해 준다.

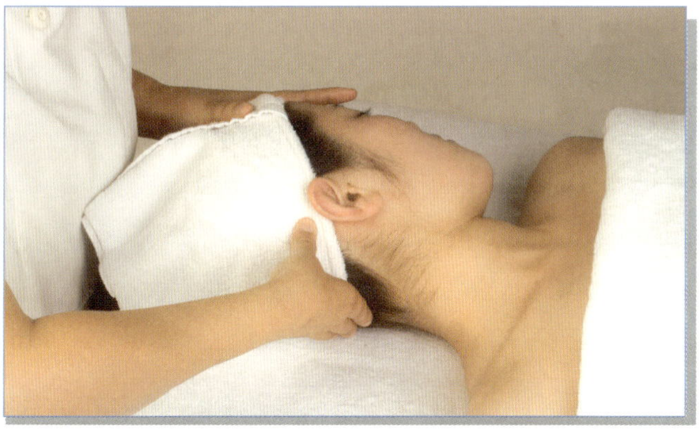

7-2.

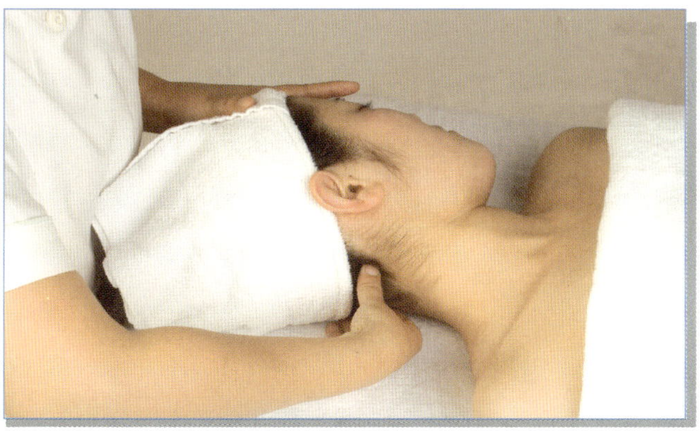

7-3.

경락 스트레칭

특정한 경락을 따라 기의 흐름을 개선하고 에너지의 막힘과 불균형을 바로잡는 운동요법이다. 운동하는 경락을 따라 에너지의 흐름을 느껴라.

1) 1단계

폐경 → 대장경 → 위경 → 비경

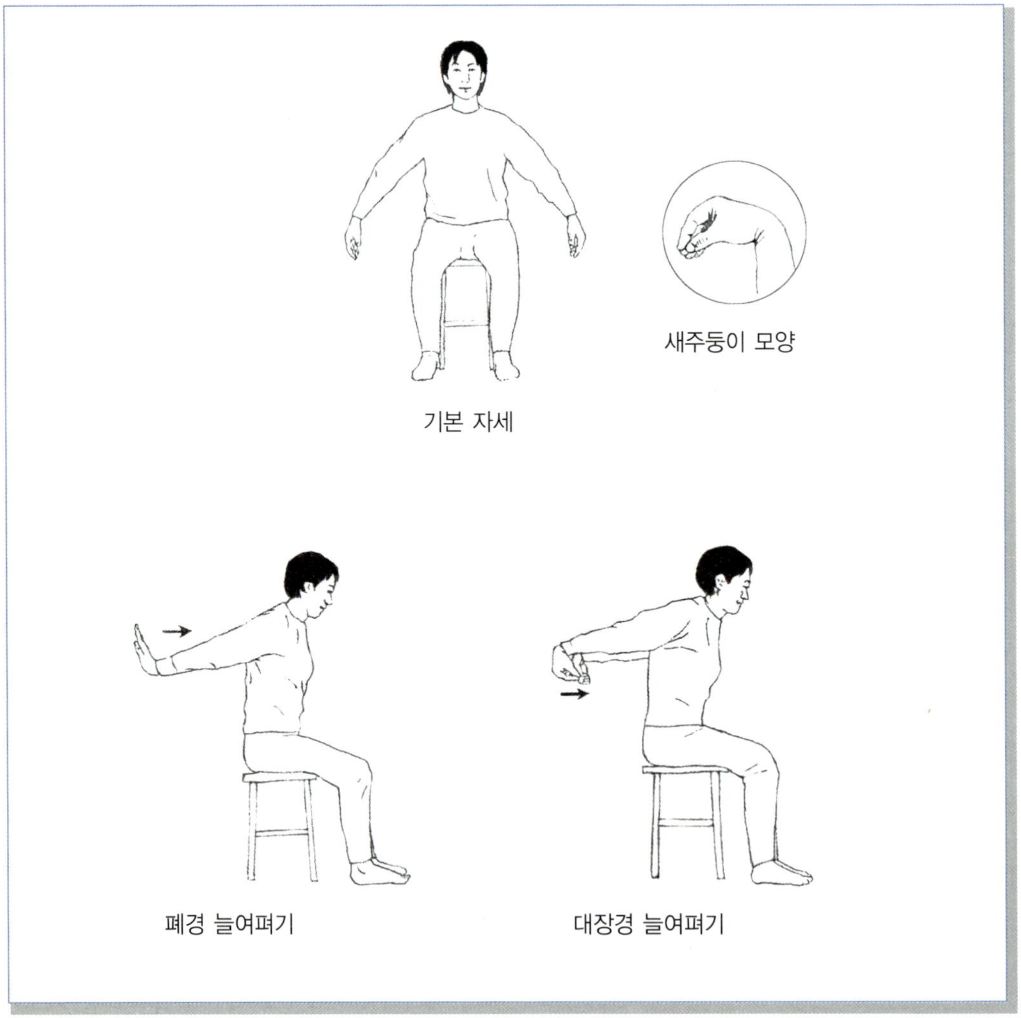

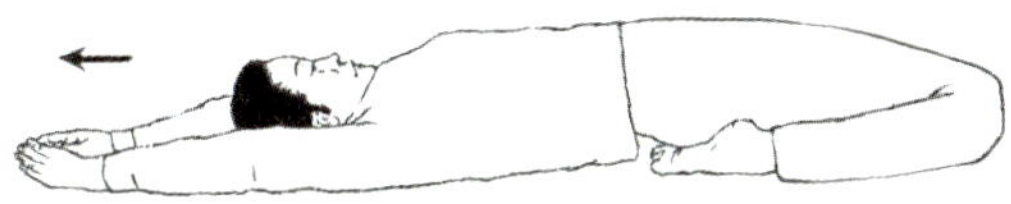

위경 · 비경 늘여펴기

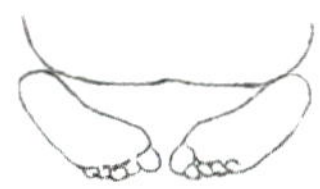

위경

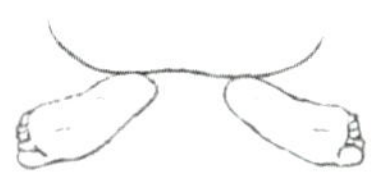

비경

폐와 대장 경락

- 폐경은 손을 등뒤로 돌려 최대한 엄지 손가락에 의식을 두고 가슴을 펴준다.
- 대장경은 새주둥이 모양으로 손을 만들면서 검지에 의식을 둔다.

위와 비장 경락

- 엉덩이를 발꿈치에 놓은 상태로 무릎을 꿇어 팔을 최대한 높이 위로 올린상태에서 등이 마루에 닿을 때까지 천천히 뒤로 눕는다. 이때 위경과 비경에 따라 발은 달리한다.

2) 2단계

심경 → 소장경 → 방광경 → 신경

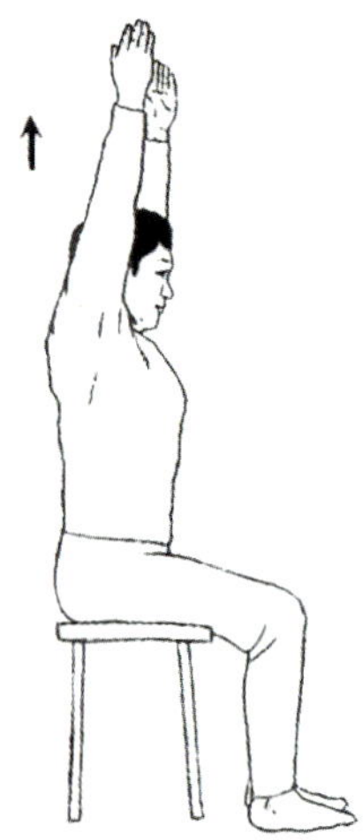

기본 자세

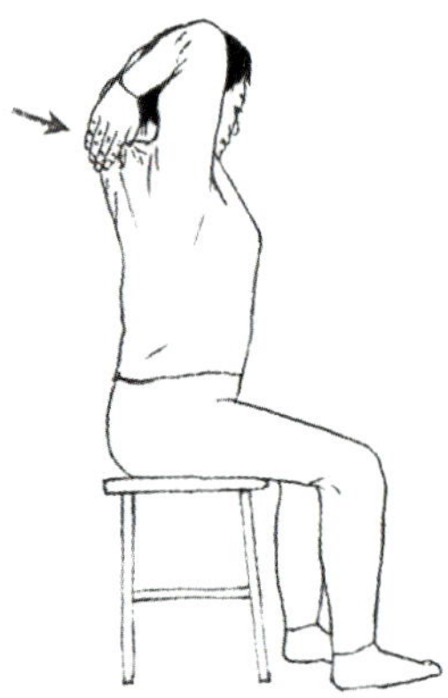

심경 늘여펴기

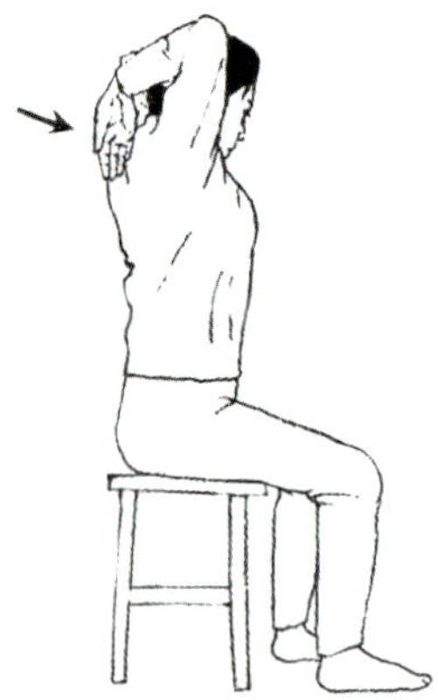

소장경 늘여펴기

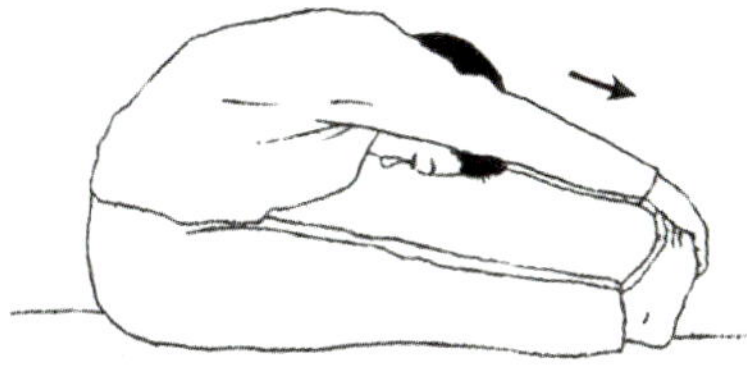

방광경 · 신경 늘여펴기

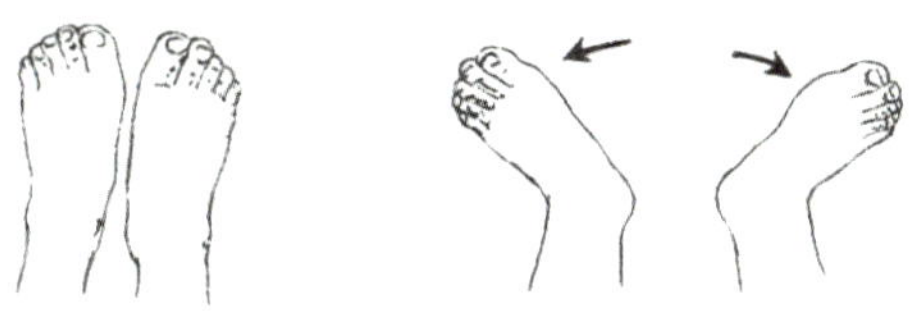

방광경 신경

심장과 소장 경락

• 손을 최대한 높이들어 심경을 늘려 줄 때는 손을 합장한 채 척추 중심으로 내려주고 소장경을 늘려 줄 때는 손등으로 마주하게 한 채 척추 중심으로 내려 늘려준다

방광경과 신경

• 서서 허리를 굽혀 발끝으로 손을 내린다(앉아서 손으로 발끝을 잡는다). 방광경 스트레칭에는 발을 모으고 신경 스트레칭 시에는 발의 각도를 넓혀 스트레칭 한다.

3) 3단계

심포경 → 삼초경 → 담경 → 간경

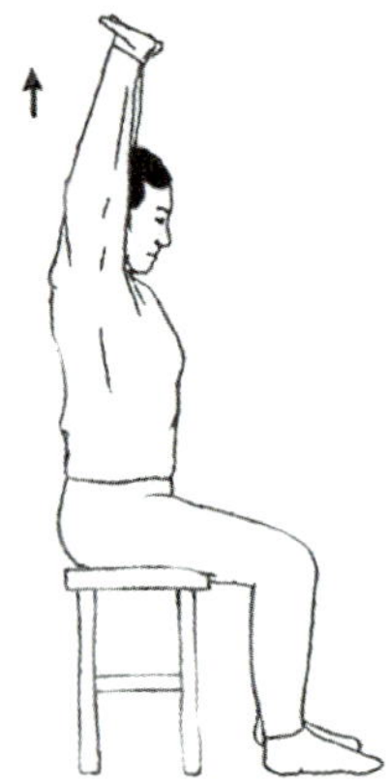

기본 자세

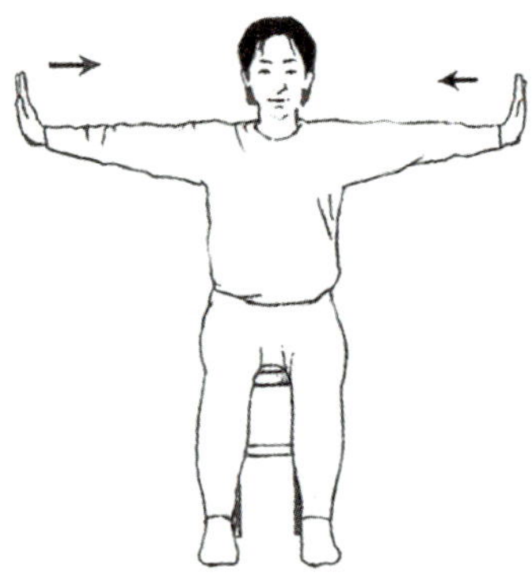

심포경 늘여펴기

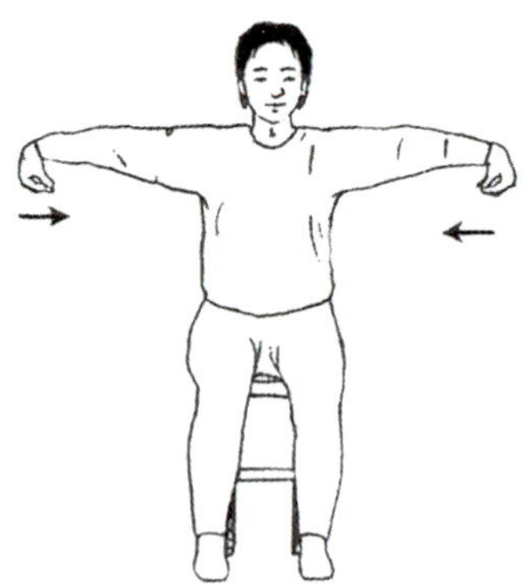

심초경 늘여펴기

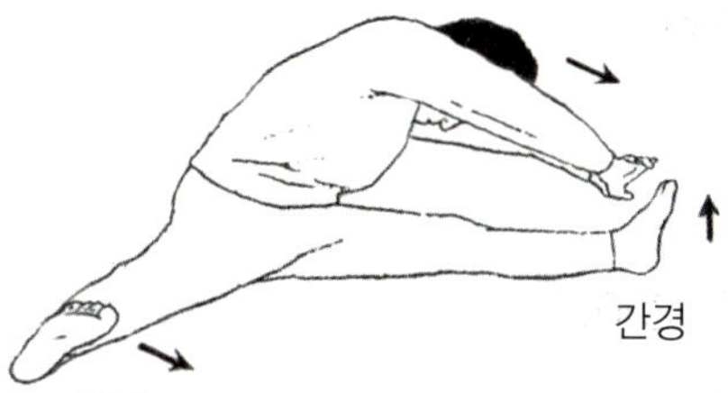

담경 · 간경 늘여펴기

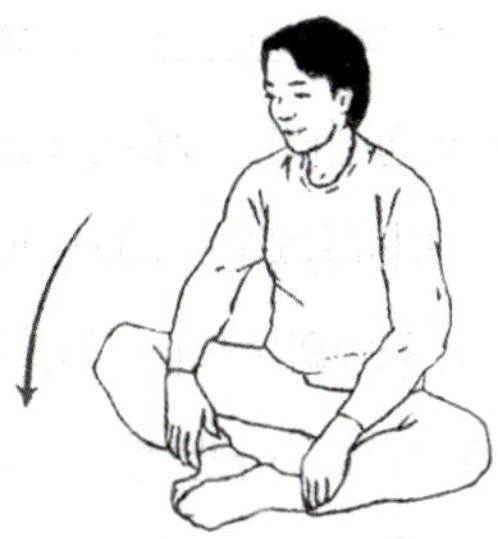

담경 · 간경 늘여펴기

심포와 삼초 경락

- 팔을 최대한 높이 든 상태에서 옆으로 내려 심포경은 팔목을 최대한 늘려 손끝(중간 손가락)을 안으로 모은다. 삼초경은 새주둥이 모양을 한 상태에서 안으로 모은다.

간과 담낭 경락

- 다리를 가능한 멀리 떨어지게 하여 머리위로 팔을 뻗어 옆으로 기울이고 발가락이 손의 안쪽에 닿도록 한다. 이때 담경은 발끝을 안쪽으로 하고 간경은 발끝을 바깥쪽으로 향하게 한다.

참 / 고 / 문 / 헌

- 방귀로 알수 있는 자기 진단법 – 장숙기– 풍림, 1999
- 음양이 뭐지 – 전창선외1 – 세기, 1996
- 오행은 뭘까? – 어윤형외1 – 세기, 1996
- 사암침법으로 푼 경락의 신비 – 김홍경 – 식물추장, 2001
- 미용경락(이론과 실제) – 안남훈 – 뷰티비젼, 2001
- 장기氣마사지 – 만탁치아 – 정신문화사, 1999
- 척추교정과 자세 교정법 – 김진태 – 건강다이제스트, 2001
- 경락마사지15분 – 고정환 – 북플러스, 2004
- 건강마사지 – 루시리델 – 하남출판사, 2001
- 운동을 하면 운이 좋아진다 – 남덕 외1 – (주)한문화, 1997
- 경락서각괄사 – 이왕복 – 봉명, 2003
- 경락 – 윤지영 – 보문각, 2004
- 경락미용학 – 조병각 – 뷰티프라자, 2000
- 한방미용과 경락마사지 – 김현남 외4 – 훈민사, 2004
- 한방피부미용과 경락 – 김장자 외1 – 훈민사, 2003
- 동양 전통 자연사상탐구 – 장동순 – 집문당
- 동양에의 초대 – 금오김홍경 – 신농백초, 2003
- 허리를 뒤로 젖힙시다 – 김진태 – 건강다이제스트사
- 해부 생리학 – 이정수 외8 – 현문사
- 동양 한마당 – 김홍경 – 신농백초
- M.P.S와 침구 경혈학 – 정희원 – 일중사

찾 / 아 / 보 / 기

ㅇ